술의 정체, 그 모든 것을 밝힌다

알코올과 알코올의존증

천안중앙병원장
신경정신과전문의 / 의학박사
김 창 원 지음

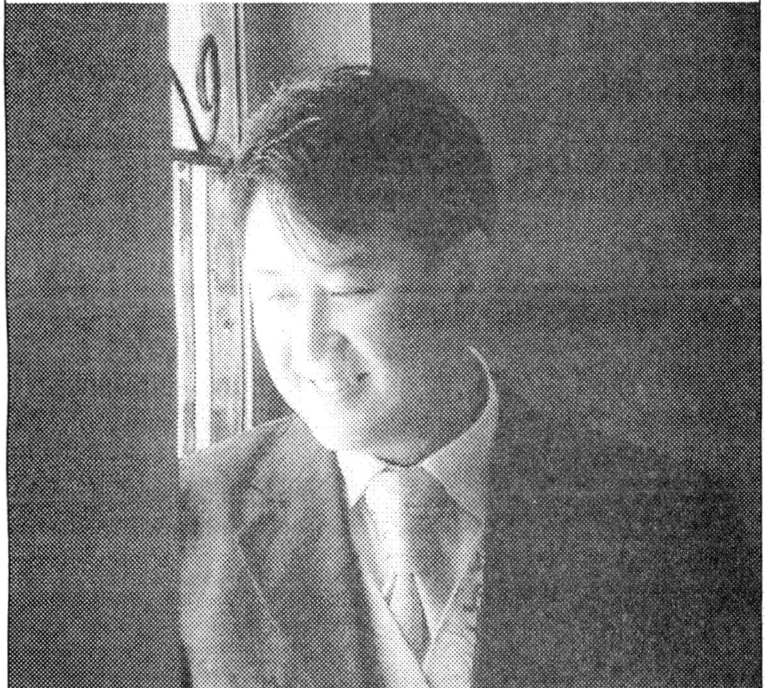

圖書出版 하나醫學社

책머리에

"봄날의 딸기와 체리와 천사의 키스,

나의 섬머 와인은 이 모든 것으로부터 만들어집니다."

그녀는 이렇게 나를 유혹했습니다.

눈을 떴을 때 그녀는 사라졌고

나에게는 두통과 섬머 와인의 갈증만 남았습니다.

아, 섬머 와인이여!

- Summer Wine -

참으로 지겨울 정도로 시간이 흐르지 않는다고 느끼던 시절이 있었다. 탄력 받기 전의 롤러코스트처럼 지루하고 느리고 힘겨운 전진.

그러나 그 힘겨운 전진 속에는 잠시 후에 찾아올 무자비한 속도와 굉음과 공황을 예감하는 어렴풋한 불안, 그리고 신비로움에 대한 소아적 기대가 함께 있었다.

롤러코스트는 정점을 지나고 이제 허공으로 퉁겨질 듯 속도를 높이고 있다.

이 느낌은 즐거움인가 두려움인가.

멈추기 전에는 그것조차 분별하기 어렵다.

내가 기대했던 느낌이 바로 이런 것이었던가.

그러나 내려가는 이 길은 너무 빠르다. 그리고,

남은 거라곤 한 가지,

단지 허탈해 할 일 뿐.

술에 취하는 일도 그러하리라.

그대의 용맹, 지혜 그리고 번득이는 통찰력까지도,

깨어나면 한낱 꿈이요, 만용이요, 벗어버리고 싶은 무거운 갑옷인 것을.

"君子 斗酒 !"

절제를 모르는 그대의 욕망에, 술 깨어 멋쩍어하는 그대에게,

그냥 던져주는 립 서비스인 것을.....

독자 여러분께

이 책은 술을 예찬하기 위해 쓴 책이 아닙니다. "적을 잘 알고 싸워서 승리하듯이" 술을 잘 마셔서 술을 이기자는 뜻이 있는 건 더더욱 아닙니다.

알코올의존증이라는 질병을 치료하는 정신과 의사로서의 경험을, 아니 좀 더 솔직히 말하자면 필자도 그저 좋아하기만 하는 술에 대한 경험을, 보다 더 탁 터놓고 말하자면 주지육림(酒池肉林)에 빠져들고 싶어하는 속내를 감추고 짐짓 점잖은 체 온갖 티를 다 내보려는 제 욕심을 이 책에 쏟아부은 건지도 모르겠습니다.

원래 이 책의 원본이라 할 수 있는 것은 필자가 병원 안에서 알코올의존증 환자들을 교육하는 데 써왔던 '술병(病)'에만 초점을 맞춘, 그야말로 대충 정리한 교육용 교재였습니다. 물론 알코올의존증을 치료하는 정신과의사들 중에는 그와 비슷한 내용이면서도 훨씬 훌륭한 책을 써낸 분들도 있습니다.

그러나 여러 책들을 자세히 살펴보면 "술을 이기자", "알코올의존증을 극복하자"며 여러 가지 치료 방식과 비법을 제시하였지만 정작 그 적(敵)인 알코올의 정체가 무엇인가 하는 문제와 알코올의존증 환자가 되어가는 그 사람의 성격이나 선행 질병, 그리고 그가 함께 사는 가족들의 고통은 간과하는 경향을 볼 수 있습니다.

알코올의존증이란 그저 술을 과하게 마셔서 오는 단순한 질병이 아니라 유전적 요인, 타고난 성격, 사회적 상황 등이 복잡하게 얽혀서 나오는 질병이고, 그 결과 또한 개인적인 문제에만 국한되지 않고 가족이나 지역사회가 다 같이 영향을 받게 되는 복잡한 경과를 취하는 질병입니다. 그럼에도 또 사회적으로는 그것을 질병으로 취급하는 것인지 아닌지 애매모호하기 짝이 없는 것도 특징이라면 특징이라고 하겠지요.

청록파 시인 조지훈이 관주(觀酒)라 칭하여 "술을 보고 즐거워하되 이미 술을 마실 수 없는 지경에 이른 사람"이라며 제법 점잖게 붙여준 '주종(酒宗) 8단'의 단계는 술로 인해 목숨을 잃기 직전의 사람을 이르는 것입니다. 그러나 그리되는 동안 그가 아내와 자식과 친지와 사회에 끼친 해악은 도대체 무어라 이름 붙여야 좋을지 궁금할 따름입니다.

다시 부연하지만, 이 책은 술을 예찬하기 위해 쓴 책이 아닙니다. 여러 가지 술에 관한 이야기가 나오는 것은 우리가 극복해야 할 상대가 다양한 얼굴을 하고 있는 수 천 가지의 술이기 때문에 그리 되었을 뿐입니다. 지피지기(知彼知己)면 백전백승(百戰百勝)이라 하니, 그에 대해서도 알아보고 나에 대해서도 알자는 뻔한 취지에서 그런 것입니다.

이제 우리가 다시 한 번 생각해 볼 일이 있습니다. 우리를 즐겁게 하기도 하고 울리기도 하는 술은 과연 우리의 친근한 벗인가 피해야 할 적인가?

해답은 각자가 찾아야 할 것이고, 그 답은 사람마다 다 다를 수도 있겠습니다. 그러나 한 가지 분명한 것은 술을 너무 좋은 친구라 여기면 언젠가는 그의 영향력에서 벗어나지 못하고 그와 함께 비극적인 종말을 맞아야 할지도 모른다는 점입니다.

별로 시원찮은 책이지만 쓰는 동안 뒷바라지 해준 아내와 아들에게, 그리고 저를 낳아주신 부모님께 이 책을 바칩니다. 또 술에 관해 많은 지식을 얻게 해 준 참고 서적의 저자들께 깊이 감사드립니다.

아울러 변변찮은 원고를 주저 없이 책으로 엮어주신 하나의학사 오무근 사장님과 이 책이 나올 때까지 물심양면으로 지원을 아끼지 않으신 명인제약 이행명 사장님께도 감사드립니다. 그리고 실질적인 치료적 경험을 제공하여 이 책을 엮는데 기여하신 저의 환자분들께 끝없는 감사의 말씀을 드리고, 또한 그들이 빨리 치유되어 건강하고 활력에 넘치는 가정생활과 사회생활을 할 수 있게 되기를 기원합니다.

2007. 1. 16

저자 김창원

목 차

제3장 / 여러 가지의 술

제4장 / 알코올의존증

제1장 술의 역사

I. 술의 탄생

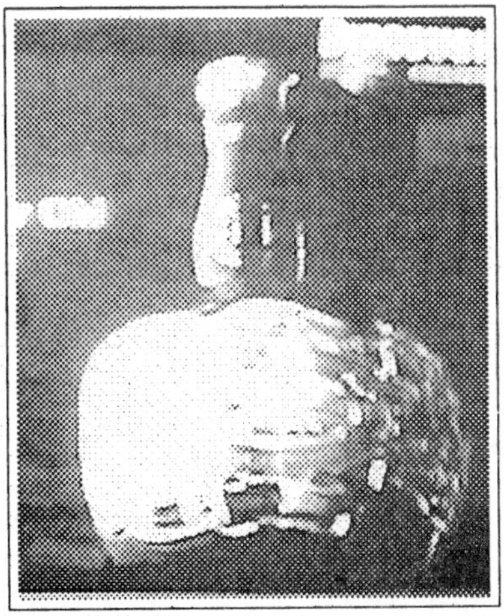

술이 얼마나 오랜 역사를 가지고 있는지는 알 길이 없다. 그러나 여러 가지 문헌을 보면 그것은 이미 인류 역사의 시작 전에 존재하고 있었고 인류와 함께 계속되어지고 있다는 사실을 알 수 있다.

이집트 신화, 그리스, 로마 신화, 고대 중국의 신화 그리고 우리나라의 건국 신화에도 모두 술에 관한 이야기가 나온다. 이것은 술이 인간의 역사와 얼마나 밀접한 관계를 가지고 있는지를 말해 주는 것이다.

1. 그리스 신화

그리스 신화에 나오는 주신(酒神) 디오니소스(Dyonisos)는 로마 신화에서는 바코스(Bacchos)로 불리는 인물이다. 디오니소스는 신들의 제왕인 제우스와 그의 인간 세상의 연인 세멜레의 아들인데, 그가 어머니 뱃속에 있을 때 제우스의 부인 헤라의 질투로 어머니가 죽자 제우스의 넓적다리에 옮겨져서 여섯 달 동안 자란 후 태어났다.

로마 신화의 바코스는 우아하고 여성적인 미남 청년으로 묘사되며, 포도나무와 송악, 산양과 돌고래 등이 그의 성스러운 동식물이라고 한다.

2. 구약성서

구약성서에서는 노아(Noah)가 처음으로 포도주를 빚었다고 한다. 대홍수가 끝난 뒤 노아가 정착한 곳이 아라라트산 근처인데, 이곳은 카스피해와 흑해 사이의 소아시아

지방으로 포도나무의 원산지인 것으로 알려지고 있는 곳이다.

3. 고대 중국

고대 중국의 주나라 안왕부터 진시황 때까지 240여 년 간의 사실(史實)을 기록했다는 전국책(戰國策)에는 "옛날 황제의 딸 의적(儀狄)이 술을 맛있게 빚어 하(夏)나라 우왕(禹王)에게 올렸더니 우왕이 이를 맛보고 감칠맛에 놀라 반드시 후세에 술로 나라를 망치는 자가 있을 것이라 말하고 술을 끊고 의적을 멀리하였다"라는 기록이 있다.

4. 우리나라

우리나라에서는 고삼국사(古三國史)에 술에 얽힌 동명성왕의 건국 신화가 있다. 천제(天帝)의 아들 해모수가 하백의 세 딸을 보고 그 아름다움에 도취되어 인연을 맺고자 할 때 미리 술을 준비하여 취하게 한 다음 큰 딸 유화와의 사이에서 주몽(朱蒙)을 낳게 하였다. 그가 바로 동명성왕으로 후일 고구려를 세웠다는 기록이 있다.

이와 같이 술은 인류 역사와 함께 하고 있다. 그러나

술의 발생적 기원으로 본다면 그것은 인류의 역사 이전에 있었다고 보는 편이 보다 타당할 것이다. 술은 당분이 많이 함유된 과일이 떨어져 썩어갈 때 공기 중에 무수히 떠다니는 미생물 중 발효를 일으키는 효모(이스트:yeast)의 포자가 번식하여 일으키는 자연적인 현상이기 때문이다.

물론 효모가 번식하여 알코올 발효(Alcohol fermentation)를 일으키기 위해서는 몇 가지의 조건이 필요하다. 우선 효모가 성장하는데 필요한 에너지원으로 당분, 단백질 그리고 소량의 무기질이 필요하다. 그 다음 효모가 성장하는 데 적절한 온도 조건과 적절한 산소의 공급이 필수적이다.

만약 온도가 지나치게 높아 효모보다 박테리아의 활동이 활발하게 되면 부패가 일어나서 알코올 발효는 더 이상 진행될 수 없다. 또 지나치게 공기의 유통이 잘 되면 효모가 알코올 발효를 일으키기보다는 효모 자체의 번식만 활발하게 이루어져서 알코올의 생성이 이루어질 수 없게 된다.

자연 상태에서 이런 알코올 발효가 잘 이루어질 수 있는 조건으로는 당분을 다량 함유한 잘 익은 과일이 낙과(落

果)하여 모일 수 있는 움푹 파인 바위 같은 곳이 있어야 하고, 그 위로 많은 낙엽이 떨어져 공기를 차단할 수 있는 곳이어야 한다. 또한 직사광선이 쪼이지 않아야 한다.

일본의 스미즈 세이이찌(淸水精一)라는 사람은 깊은 산 속에 입산수도하면서 원숭이들과 사귀게 되었는데, 그 원숭이들이 자연 상태에서 발효된 술을 권하여 마시게 되었다고 한다. 그곳은 바위가 움푹 파인 곳이었다. 그 원숭이들은 잘 익은 과일을 한 곳에 모아두고 낙엽으로 덮어두면 자연 상태에서 술이 만들어진다는 것을 알고 있었다고 한다.

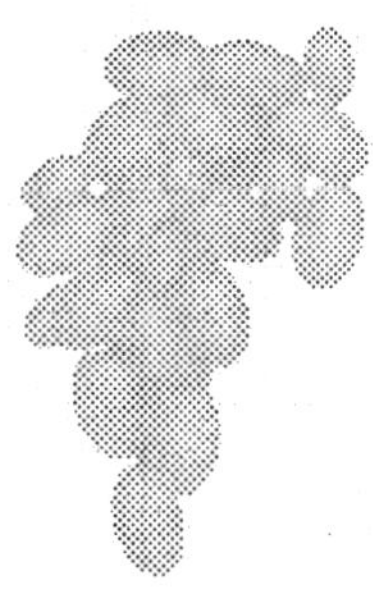

II. 우리나라 술의 역사

우리나라에서 언제부터 술이 있었는가 하는 것 역시

정확히 알기는 어렵다. 그렇지만 우리나라 사람들의 식생활에 중요한 것이 된장, 간장, 김치, 식혜 등 발효와 직접 연관이 있는 것이라는 점을 생각하면 발효로 만들어지는 술 또한 깊은 역사를 가지고 있을 것이라고 추정할 수 있다.

1. 고려시대 이전의 술

부족국가 시대와 삼국시대를 거치는 동안에도 우리나라의 중요한 행사에서는 항상 술이 있었음을 알게 하는 기록들이 남아있다. 위지동이전에는 예와 부여, 진한, 마한 등의 여러 행사에서 술을 마셨다는 기록이 있다. 옛사람들은 술에 취한 상태에 감각과 이성이 마비되어 황홀한 지경에 빠진 것을 신의 경지에 이른 것이라고 하였다.

우리나라는 예로부터 농경 국가이고 논밭에서 생산한 곡류로 술을 빚어왔다. 그 때부터 이미 누룩을 빚는 법을 알게 되었으며, 이런 기술은 일본까지 전해졌다. 백제시대 사람인 인번(仁番)은 일본에 누룩을 이용한 술 빚기를 전파하여 주신(酒神)으로 추앙 받았다고 전한다.

이때는 아라비아의 증류기술이 전파되기 훨씬 전이므로 모든 술은 도수가 높지 않은 발효주였을 것으로 추정된다.

2. 고려시대의 술

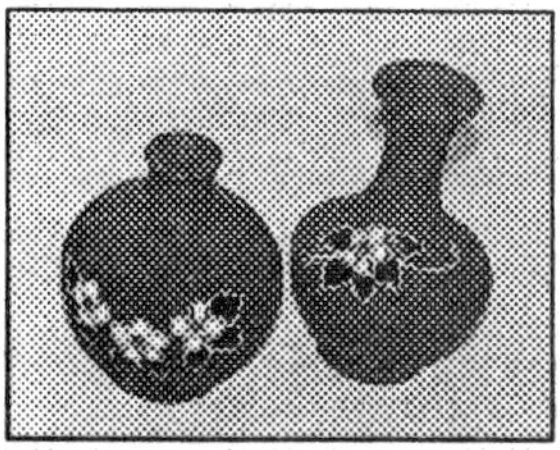

고려시대에는 송나라와 원나라의 양조기술이 도입되어 다양한 술이 만들어졌고 특히 증류기술의 도입으로 높은 도수의 소주(燒酒)가 만들어져 귀족들 사이에서 소비되었다. 특히 불교가 국교였던 이유로 왕실과 밀착 관계에 있던 사원에서 술을 빚어 팔았다.

고려시대에는 청주(淸酒), 탁주(濁酒), 소주(燒酒) 등 비교적 다양한 종류의 술이 제조되었으며, 그 원료로는 멥쌀 뿐 아니라 찹쌀까지 이용하게 되었다. 그 외에도 법주(法酒), 과실주, 그리고 생약제재를 가미해서 만든 약용주와 초근목피를 첨가해서 그 향을 이용하는 가향주(佳香酒)가 만들어져서 점차 술의 종류가 다양해짐을 알 수 있다.

그러나 고려시대 신 우왕 때는 소주음용금지령이 내려졌던 것으로 보아 높은 도수의 술이 주는 폐해를 우려했음을 알 수 있다. 또 곡식의 대량생산이 불가능했던 좁은 농토를 가진 우리나라에서 주식으로 해야 할 쌀을 술을 빚는데 많이 소비하는 것에 상당한 우려를 했을 것이라는 점을 추정할 수 있다.

아라비아의 연금술사들에 의해서 만들어진 증류장치가 유럽으로 건너가서 위스키와 브랜디 등 높은 농도의 알코올을 탄생시켰듯이 우리나라에 와서는 전통식 소주를 탄생시키게 되었다.

3. 조선시대의 술

고려시대부터 점차 발전하기 시작한 다양한 양조 기술은 조선시대에 이르러 더욱 다양해지고 그 기술이 점차 고급화되어서 우리 술의 전성기를 맞이하게 되었다.

이때부터 누룩과 지에밥(속칭 고두밥), 그리고 물을 주원료로 술 담금 하는 일을 두 번 이상 반복하는 중양주가 발전하여 점차 품질이 높아지고 고급화하게 되었다.

4. 일제강점기의 술

1905년 이토 히로부미(伊藤博文)가 고종을 협박하여 을사보호조약을 체결한 후 일제는 그 지배력을 강화하기 위하여 토지개혁과 주류개혁을 시작하였다. 1907년에는 조선주세령을 발표하여 일반 가정에서 술을 빚어 마시던 것을 금지시키고 양조면허를 받은 일부 지주에게만 술을 빚을 수 있는 권한을 주었다. 그리하여 조선시대까지 번창하였던 우리나라의 고유한 양조기술은 깊은 침체기에 빠져 들어가게 되었으며, 각 문중마다 특색이 있었던 전통의 술맛은 점차 사라지게 되었다.

이런 우리나라 토속주의 침체기는 광복 이후에도 장기간 계속 되어 일반 대중이 즐기는 술의 취향을 과거와는 전혀 다른 것으로 바꾸게 된다. 이런 상황은 1990년대에 들어서 정부가 전통주(傳統酒)를 적극적으로 부활시키려는 노력을 보일 때까지 계속된다.

5. 광복 이후의 술

광복 이후에도 우리나라의 술에 관한 제도와 정책은 일제강점기의 주세법에 준한 것이었다. 더군다나 계속되는 식량 부족사태는 1960년대에 보리 혼식과 무미일(無米日)의 제도화와 함께 쌀 막걸리의 생산을 금지하는데 이르렀다.

쌀을 주원료로 하던 막걸리와 약주의 제조에도 쌀의 이용이 금지되고 옥수수 혹은 밀가루 등으로 대체하게 하였다. 그래서 쌀로 빚던 약주나 증류 소주는 완전히 자취를 감추고 말았다. 이것은 당시 식량난이 가장 큰 이유이긴 했지만 실제로 일제강점기 때보다도 더 강력하게 주류 제조를 통제하는 제도였다.

이후 연속되는 풍년으로 쌀을 완전히 자급자족할 수 있게 되자 마침내 1977년 12월 8일부터 정부는 쌀 막걸리의 생산을 허용하였다. 그리하여 그때까지 14년 동안이나 맛볼 수 없었던 흰 우유 빛의 쌀 막걸리가 다시 등장하게 되었다. 그러나 그러는 동안 쌀로 만든 막걸리를 증류해서 빚었던 우리나라 전래의 소주는 완전히 없어지게 되었고 그 자리를 희석식 소주가 대신하게 되었다.

그 후 과잉 생산되는 쌀의 소비를 증대시킬 필요가 있어 쌀을 원료로 증류주 등을 다시 만들 수 있게 하였지만 장기간 맥주나 양주에 길들여진 애주가들의 입맛을 돌리기에는 역부족이었다.

6. 현대의 술

1980년대에 들어서 우리나라에서는 88 서울올림픽을 앞두고 급격하게 양주 시장이 개방되었다. 스코틀랜드 등 외국의 위스키 원주를 도입해 국내에서 블렌딩(blending)하는 회사가 생겨났으며, 1988년 서울 올림픽을 전후해서는 외국산 위스키나 브랜디(Brandy : 코냑)가 급격하게 수입이 증가되었다.

국내에서는 양조장의 면허를 더 이상 제한할 수 없어서 우리 고유의 술에 대해 무형문화재 지정을 하였고 그 제조기능 보유자를 인간문화재로 정하였다.

1990년대 이후에는 쌀로 빚은 약주와 증류 소주가 부활하면서 우리 전통주의 제조장이 급격히 불어났다. 현재는 국가 기관, 지방자치단체 등에서 지정한 민속주 제조장이 30군데가 넘고 전통주나 토속주를 빚는 곳은 70군데가 넘는다고 한다.

블렌딩(blending)

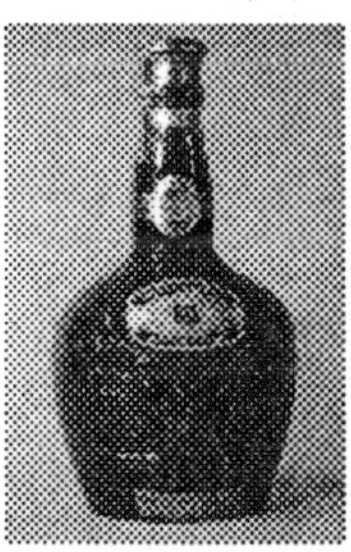

Mix, 즉 섞다, 혼합하다의 의미를 가진 용어.

위스키의 제조에서 블렌딩이란 100% 맥아만으로 만든 몰트위스키(Malt whisky)와 소량의 맥아에 옥수수 등 다른 곡물을 다량 섞어 만든 그레인위스키(Grain whisky)를 적당한 비율로 섞어서 상품화하는 것을 말한다.

제2장
술이란 무엇인가

I. 화학물질로서의 알코올

알코올의 어원은 아랍어로서 al-koh'l이다. 나중에 이것은 발효주를 가열, 증류하여 얻어진 물질, 즉 증류주를 일컫는 이름으로 변하였다. 그러나 화학적으로 알코올(Alcohol)이란 탄화수소의 탄소 원자를 히드록시기 -OH로 치환한 화합물을 총칭하는 것이며, 일반적으로 R-OH로 표시한다.

실제 알코올 공업에서는 에탄올, 메탄올 등 모든 종류의 알코올류(類)를 알코올이라고 지칭하지만, 좁은 의미에서의 알코올은 우리가 마시는 주류(酒類)의 성분인 에탄올

(Ethanol, Ethyl alcohol)을 의미한다. 그러므로 모든 알코올은 마실 수 있는 술과 동일한 의미를 갖는 것이 아니다.

우리가 마실 수 있는 술은 화학적으로는 에틸알코올 즉 에탄올이며, 그 중에서도 화학적으로 합성한 공업용 에틸알코올이 아니라 미생물의 알코올 발효(Alcohol fermentation)에 의해서 만들어진 일부의 알코올음료(Alcoholic beverage)에 국한되는 것이다.

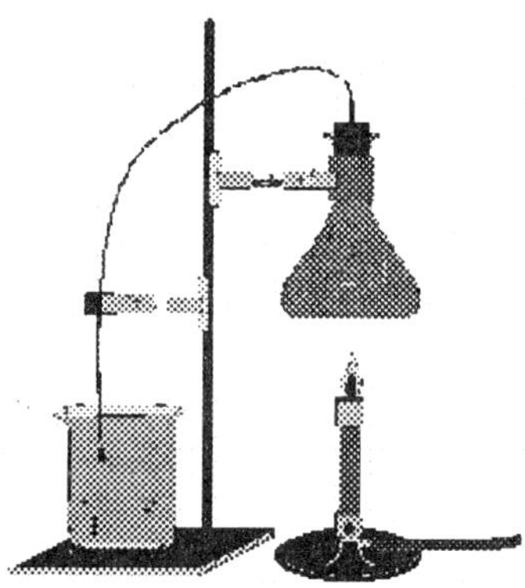

1. 알코올의 구조상 분류

1) 히드록시기의 숫자로 분류

히드록시기(-OH)의 숫자에 따라 1가, 2가 또는 3가 알코올로 분류한다.

히드록시기가 2개 이상인 것을 다가알코올이라고 하며, 2가 알코올 가운데 2개의 히드록시기가 서로 이웃하는 탄소에 결합되어 있는 것을 글리콜이라 한다.

1가 알코올 CH3-CH2-OH

에탄올

2가 알코올 CH2-CH2

| |

OH OH

에틸렌글리콜

3가 알코올 CH2-CH-CH2

| | |

OH OH OH

글리세롤

2) 히드록시기가 결합하는 탄소 원자의 종류에 따른 분류

히드록시기가 제 1위치의 탄소 원자에 결합하면 일차알코올, 2, 3위치의 탄소 원자에 결합하면 각각 이차알코올, 삼차알코올이라고 한다.

일차알코올 $CH_3CH_2CH_2CH_2OH$

$R-CH_2OH$ n-부틸알코올(1-부탄올)

(CH)CHCHOH

이소부틸알코올(2-메틸-1-프로판올)

이차알코올

$$\begin{matrix} R & & & CH_3CHCH_2CH_3 \\ & \rangle CHOH & & | \\ R & & & OH \end{matrix}$$

sec-부틸알코올(2-부탄올)

삼차알코올

$$\begin{matrix} R \diagdown & & & CH_3 & \\ R' - COH & & & | & \\ R' \diagup & CH_3 & - & C & - CH_3 \\ & & & | & \\ & & & OH & \end{matrix}$$

tert-부틸알코올(2-메틸 -2-프로판올)

3) 분자 내의 2중 결합 또는 3중 결합의 여부에 따른 분류

분자 내에 2중 또는 3중의 결합을 가지고 있는 경우를

불포화알코올, 그런 결합을 가지고 있지 않는 경우를 포화 알코올이라고 한다.

2. 에틸알코올과 메틸알코올

1) 에틸알코올 (Ethyl alcohol, Ethanol)

에틸알코올(에탄올)은 CH_3CH_2OH의 화학식을 가진 물질로 분자량은 46.07이며, 일반식으로는 R-OH로 표기한다. 에탄올 또는 주정(酒精)이라고 하며, 보통 알코올이라고 하면 이것을 가리킨다. 고대로부터 알려진 알코올음료의 주성분이지만, 이 에탄올이 술에 취하는 원인이 된다는 사실을 알게 된 것은 15세기에 이르러서였다.

성질상 특유한 향기와 맛이 있으며 무색투명하고, 물, 알코올류 및 클로로포름, 에테르 등 대부분의 유기 용매와 잘 섞인다. 물과의 혼합물에서는 에탄올이 물보다 20°C 이상 끓는점이 낮지만 순수한 에탄올을 얻을 수는 없다.

에틸알코올의 증기는 연소되기 쉽고 불을 붙이면 엷고 푸른빛을 내며 탄다. 증기에 불을 붙이면 폭발하는 수도 있다. 단백질을 응고시키는 성질을 가지고 있어서 살균작용이 있으며, 그 효과는 70% 수용액일 때 가장 높다.

에틸알코올은 예로부터 녹말이나 당류를 발효시키는 방법으로 제조되었으며, 오늘날에도 대부분의 주류(酒類)가 이 방법으로 제조된다. 그러나 이것은 비용이 많이 들고 효율이 낮아 공업용으로 사용하는 에탄올을 제조할 때는 이용할 수 없다. 공업용 에탄올은 황산가수법 또는 직접수화법을 통하여 제조한다.

황산가수법이란 석유로부터 얻은 에틸렌(에텐)을 황산에 흡수시켜 에탄올의 황산에스테르를 만든 후 이것을 다시 가수분해하여 디에틸에테르와 함께 얻는 방법이고, 직접수화법이란 기상(氣相)에서 에틸렌을 고체인산촉매를 사용, 수증기와 반응시킴으로써 직접 에탄올을 합성하는 방법이다.

2) 메틸알코올(Methyl alcohol, Methanol)

메틸알코올(메탄올)은 CH_3OH의 화학식을 가진 가장 간단한 구조의 알코올이며, 사람이 마시면 에틸알코올보다는 덜하지만 취기를 느낄 수 있다. 그러나 이것을 마시게 되면 치명적인 손상을 받아 눈이 멀거나 목숨을 잃게 되므로 절대로 마셔서는 안 된다.

메틸알코올은 메탄올 또는 목정(木精 : Wood spirit)

이라고 하는데, 이렇게 부르는 것은 목재의 건류로 얻어진 목초에서 얻어졌기 때문이다. 분자량은 32.0이고, 살리실산 등 각종 카르복시산의 메틸 에스테르형 또는 각종 메틸 에테르형으로서 여러 가지 천연물에 함유되어있다.

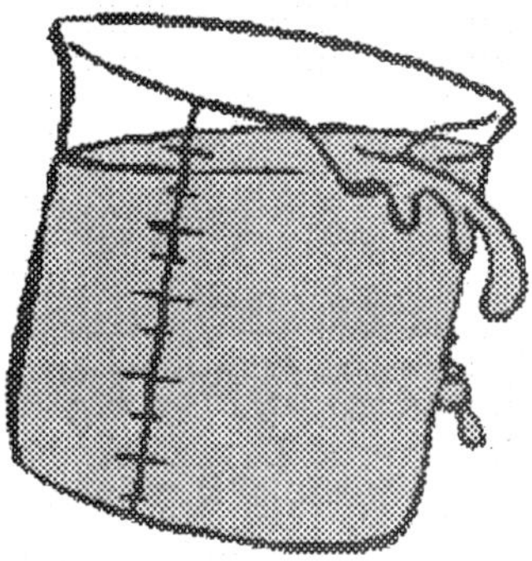

이것은 무색투명하고 특유의 방향이 있는 휘발성 액체로 물, 에탄올, 벤젠, 에테르 등 많은 용매와 잘 혼합된다. 과거에는 석탄을 원료로 거기서 얻어지는 일산화탄소와 수소혼합물(수성가스)의 접촉반응으로 제조하였으나, 오늘날에는 천연가스를 원료로 만든다.

메탄올과 에탄올의 비교

이름	화학식	녹는점(°C)	끓는점(°C)
메탄올(메틸알코올)	CH_3OH	−97.78	64.65
에탄올(에틸알코올)	CH_3CH_2OH	−114.5	78.32

메탄올은 주로 포름알데히드의 제조에 쓰인다. 포름알데히드는 메탄올과 공기의 혼합물을 촉매상에서 600°C정

도의 온도로 높여 만들어내는데, 여기서 생성된 포름알데히드는 페놀수지, 요소수지, 멜라민수지 등의 플라스틱을 제조하는데 사용한다. 그 외 각종 용재로 또는 합성섬유나 합성수지를 제조하는데, 그리고 각종 의약품이나 향료 등을 만드는 원료로서도 사용한다.

메틸알코올이 인체에 미치는 영향

메틸알코올은 공업적으로 광범위하게 사용되는 용제(溶劑)이나 이것을 에틸알코올로 오인하여 마시거나 또는 에틸알코올에 혼합하여 마시는 경우에 인체에 심각한 손상을 줄 수 있다.

최근 들어서는 이런 일이 거의 없지만 과거에는 공업용 메틸알코올을 술로 오인해서 마신 후 시력을 잃거나 생명을 빼앗기는 일이 종종 있었다. 예를 들면 2차 세계대전 중 미 육군에서 시력을 잃은 군인들 중 6%는 메틸알코올에 의한 것이었다고 한다. 심각하게 생명을 위협하는 메틸알코올 중독은 메틸알코올을 사용하는 알코올 공업 현장에 근무하면서 반복적으로 그것에 노출될 때도 야기될 수 있다.

메틸알코올은 인체에 흡수되면 신체 조직으로 광범위

하게 퍼져나간 후 호흡기와 소변을 통해서 체외로 배출된다. 메틸알코올은 인체 내에서 대부분 간장과 신장을 통하여 포름알데히드(formaldehyde)와 포름산(formic acid)로 분해된다.

메틸알코올에 의한 독성은 세 가지의 경로를 통하여 나타난다. 첫째는 에틸알코올의 경우와 마찬가지로 중추신경계를 억제하는 작용이고, 둘째는 포름산이 형성됨으로서 초래되는 산혈증(acidosis)이고, 셋째는 메틸알코올의 산화물이 특징적으로 망막에 손상을 주는 것이다.

메틸알코올에 중독되면 두통, 현기증, 구토, 심한 상복부 통증 및 요통, 호흡곤란, 운동실조증을 보이며 사지가 축축하고 차가워진다. 시야가 몽롱해지고 망막 유두(optic disk)에 충혈이 오고 때로는 설사를 하기도 한다. 혈압은 보통 변하지 않으나 서맥(徐脈)이 오기 시작하면 예후가 나쁘다. 몽롱하던 시야는 점차 시력을 잃게 되고 섬망 상태(delirium)에 빠지게 된다. 대개 호흡정지가 오면서 사망하게 되는데, 이 때 후궁반장이나 경련을 동반한다. 보통 4ml 정도의 메틸알코올을 마시면 시력을 잃게 되며, 80~150ml 정도를 마시면 사망에 이른다.

메틸알코올에 의한 사망은 대부분 산혈증에 의해 일어나므로 메틸알코올을 마신 환자에게는 그것이 체내에서 산화되는 과정을 차단하고 산혈증에 빠지지 않게 하기 위한 조치가 필수적이다. 그래서 즉각적으로 혈액투석이나 복막투석을 하여 메틸알코올을 체내로부터 배출시키는 것과 함께 수분 전해질 평형을 맞추고 영양을 유지해주어야 한다.

만약 이런 조치가 즉시 시행될 수 없는 상황이라면 도수가 높은 위스키 등의 에틸알코올을 강제로 먹여 체내에서 메틸알코올과 길항하도록 해주어야 한다.

이런 일련의 조치가 빨리 시행된다고 하더라도 실제로 메틸알코올을 마신 사람에 있어서 망막의 손상은 거의 피할 수 없다. 또한 신경계의 손상으로 인하여 운동실조증 등의 후유증이 남게 된다.

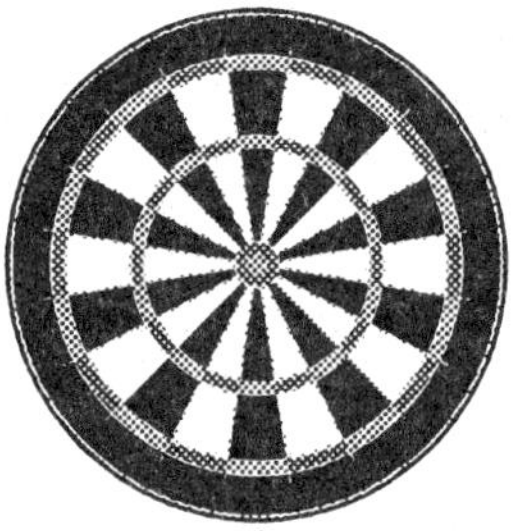

II. 알코올 발효와 초산 발효

사람들이 마시는 술, 즉 에틸알코올이 포함된 음료는 모두 미생물에 의한 발효의 과정을 거쳐서 생성된다. 이 미생물에 의한 포도당의 무산소적 분해 현상이 바로 술을 만드는 주정 발효인데, 이것은 젖산 발효와 함께 대표적인 발효의 하나이다. 이 알코올 발효는 당(糖) 또는 다당(多糖)으로부터 최종적으로 에틸알코올과 이산화탄소가 형성되는 반응이다.

$$C_6H_{12}O_6 \rightarrow 2CH_3CH_2OH + 2CO_2 \uparrow$$

이러한 작용을 하는 미생물 중 가장 잘 알려진 것이 효모(yeast)이며, 포도당, 과당, 맥아당, 설탕 등 단당류와 이당류를 알코올로 발효시킬 수 있다. 대부분의 동물 조직에서는 알코올 발효가 일어나지 않고, 동물 조직 내에서 포도당은 산소 없이 분해되어 젖산을 형성한다.

당분 용액에 공기가 차단된 상태로 이스트(효모)가 자라면 대부분의 당분은 이산화탄소와 알코올로 바뀌게 된다. 이때 알코올의 농도가 12~13%에 도달하면 이 과정은 자연히 멈추게 된다. 그런 이유로 농축시키지 않은 와인의 농도는 12%나 13%를 넘지 않는다.

탄수화물의 종류

단당류 (monosaccharide)	포도당(glucose), 과당(fructose), 유당(galactose), 리보오스(ribose)
이당류 (disaccharide)	설탕(sucrose), 젖당(lactose), 맥아당(maltose),
다당류 (polysaccharide)	녹말(starch, dextrin), 당원(glycogen), 섬유소(cellulose)

사람들은 보통 순수한 알코올을 마시는 것이 아니고 다른 성분이 섞인 알코올음료(Alcoholic beverage)의 형태로 마신다. 물론 여기에 가장 많은 성분은 물과 에틸알코올이다.

효모(Yeast)

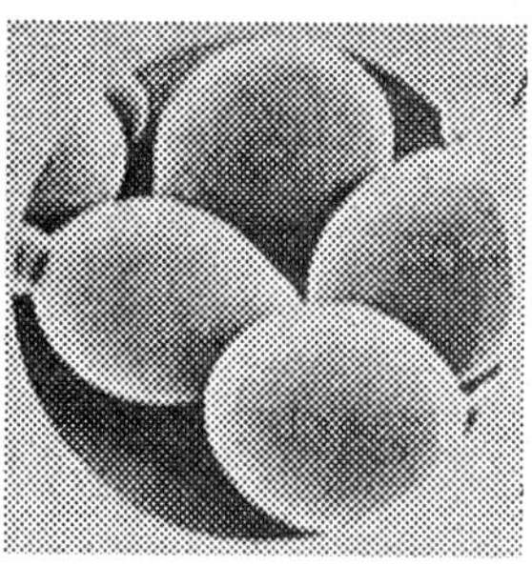
효모의 현미경 사진

효모는 빵, 맥주, 포도주 등을 만드는데 사용되는 미생물로서 Saccharomyces cervisiae가 대표적이다. 효모는 출아법(出芽法)에 의한 무성생식을 한다.

효모는 당을 섭취하여 알코올과 이산화탄소를 배출하는데 이것들이 발효와 부풀리기를 하는 것이다($C_6H_{12}O_6 \rightarrow 2CH_3CH_2OH + 2CO_2 \uparrow$). 빵을 만들 때 나오는 알코올은 반죽을 익힐 때 빠져나가게 된다. 효모는 50%이상이 단백질이고 그 외에도 비타민 B_1, B_2, 나이아신, 엽산 등을 풍부하게 함유하고 있다.

1. 과일을 원료로 하는 알코올 발효

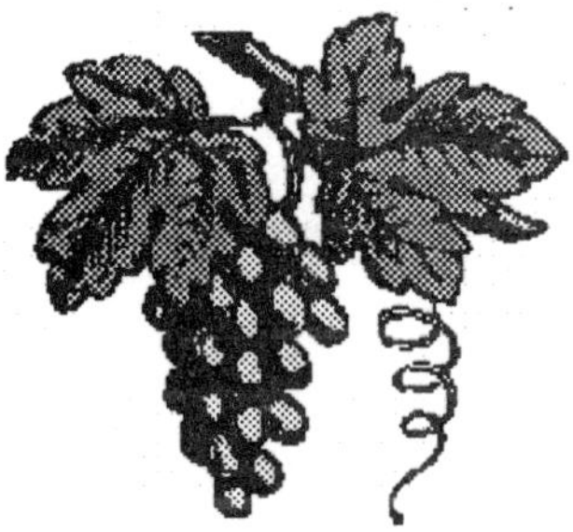

포도당을 많이 함유한 과일은 효모의 생육 조건만 맞으면 언제든지 알코올로 발효될 수 있다. 효모는 공기 중에 많이 떠다니고 있으므로, 과일을 용기에 넣고 적당한 온도(5-25°C)를 유지하고 공기가 쉽게 통하지 않게 해주면 알코올 발효가 일어나는 것을 관찰할 수 있다.

알코올 발효는 효모가 당분을 분해하여 알코올과 이산화탄소로 변화시키는 현상이다. 이것은 당분을 많이 함유한 과일에 적당한 환경만 조성되면 언제든지 일어날 수 있는 현상이기 때문에 이미 고대로부터 술을 빚는 방식으로 곧잘 이용해왔던 것이다. 그래서 포도당이 많이 함유된 포도를 원료로 하는 와인의 제조는 기원 전 6천년 경부터 이미 시작되었을 것으로 추정되고 있다.

현대에는 알코올 발효를 일으키는 특정 효모를 순수하게 분리 배양하여 따로 판매하고 있어서 양조업자들은 그것을 이용하여 술을 빚는다.

2. 곡물을 원료로 하는 알코올 발효

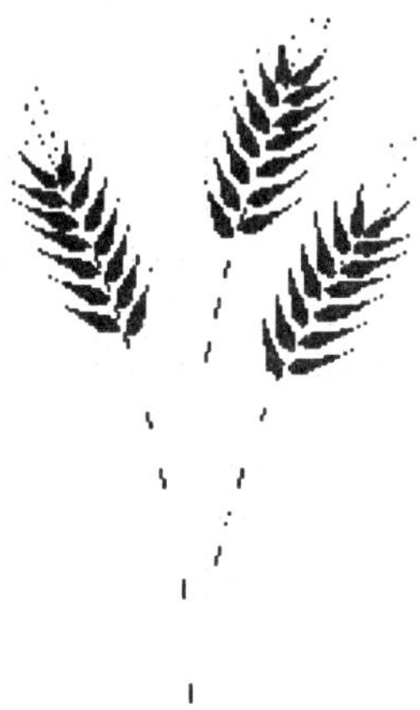

인류가 처음으로 과일이 아닌 곡물을 이용하여 술을 빚게 된 것은 BC 4천 년부터라고 추정하고 있다. 당분을 많이 함유한 과일이 적절한 환경에서 효모의 작용을 받아 술로 변화되는 것은 자연 상태에서도 일어날 수 있는 현상이다. 그러나 과일이 아닌 곡류, 예컨대 보리나 밀, 수수 등으로부터 술이 만들어지는 과정은 자연발생적으로 일어나는 것이 아니다.

쌀, 보리, 밀, 수수 등의 곡물은 당분이 다당류인 탄수화물의 형태로 저장되어 있으며, 이 탄수화물에서는 일반적으로 알코올 발효가 일어나지 않는다. 그러나 이런 곡물이 싹이 틀 때에는 씨눈이 에너지로 이용할 수 있도록 내부에서 강력한 당화(糖化) 효소(enzyme)가 발생되어 배젖의 탄수화물을 단당류 또는 이당류로 분해하게 된다. 바로 이 시점에 당분을 알코올로 변화시킬 수 있는 효모(yeast)를 작용시켜 인위적으로 알코올 발효를 일으켜 술을 빚는 것이 곡류로부터 알코올을 빚어내는 방식이다.

이것은 당분이 풍부한 과일을 원료로 술을 빚는 것보다 한 단계 발전한 양조 기술이다. 또 이 때 발생되는 효소의 당화 작용이 매우 강력한 것을 이용해 쌀가루나 옥수수가루 등 발아하지 않은 곡물의 분말을 첨가하여 만들어질 술의 양을 증량시키는 기술은 당화 작용의 성격과 특징을 잘 파악하고 십분 이용한 것이라고 평가할 수 있다.

바로 이런 알코올 발효의 기전을 파악하고 적절히 이용하는 경험과 지식은 술을 대량 생산할 수 있는 길을 열어 놓게 되었다.

물론 옛날 사람들은 이론적인 배경을 전혀 알지 못하

면서 단지 경험으로 술을 빚었을 것이나, 과일이 아닌 곡식으로 술을 빚는 데는 첫째, 다당류인 탄수화물을 단당류 또는 이당류로 분해시키는 과정과 둘째, 이들에게 효모를 작용시켜 이들로부터 알코올이 생성되도록 하는 과정이 숨어 있는 것이다.

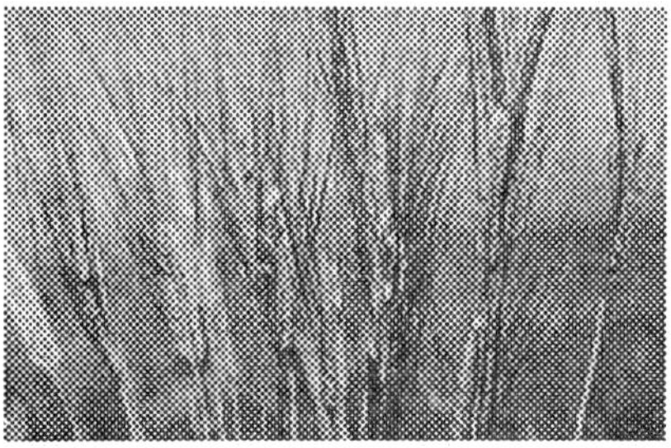
맥주의 원료로 쓰이는 두줄보리

곡물로 술을 만들기 위해서 우선 필요한 다당류의 분해 방식은 서양과 동양이 차이가 있다. 보리나 밀 등이 발아할 때 배젖에서 풍부하게 생성되는 당화효소를 이용하는 방법은 주로 서양에서 사용되었던 방법이고, 우리나라를 비롯한 동양에서는 누룩곰팡이가 자라면서 생산하는 당화 효소를 이용하여 곡물의 탄수화물을 단당류로 변화시키는 방식을 사용해왔다. 우리나라에서는 곡물이 발아할 때 발생하는 당화 효소를 식혜나 엿을 만드는데 이용하기도 한다.

1) 몰트(Malt, 맥아, 엿기름, 엿길금)

탄수화물(전분, 녹말)이 주성분인 보리, 쌀, 옥수수 등의 곡물은 효모의 작용을 받아서 직접 알코올로 변할 수 없다. 이들 곡물은 알코올 발효 이전에 단당류나 이당류로 분해되어야 발효의 과정에 들어갈 수가 있다.

이렇게 다당류인 탄수화물이 단당류나 이당류로 분해되는 과정을 당화(糖化 : saccharification)라고 하는데, 맥주 또는 막걸리 등 곡물을 원료로 하는 술의 제조에 필수적인 과정이다. '몰트위스키'의 몰트(malt)란 바로 싹을 틔운 2줄 큰 보리(이조 대맥 : 맥주보리)를 말하며 우리나라에서는 엿기름이란 이름으로 부른다.

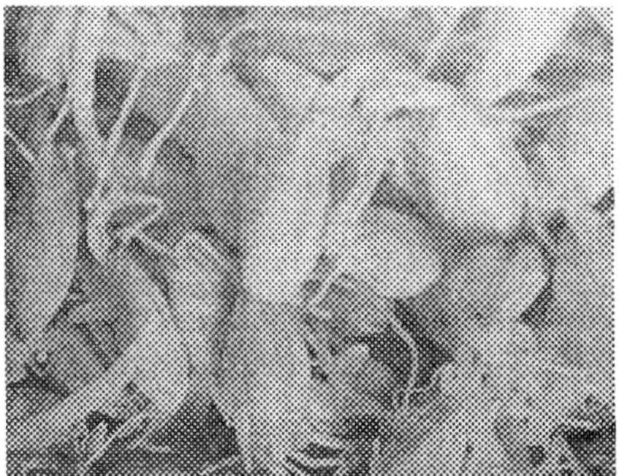

엿기름(몰트)

보리에서 뿌리가 나기 시작하면 씨눈이 자라서 어린 보리가 되고 나머지 부분은 씨눈이 자라는데 필요한 영양소로 쓰이게 된다. 보리는 적당한 온도와 습도, 산소가 있는 조건에서 싹이 나게 되는데, 이 때 보리 알갱이의 내부는 당화 효소가 활발하게 작용하여 배젖조직의 녹말을 분해하고 그것을 씨눈이 자라는 에너지원으로 공급하게 된다. 바로 이 때 보리의 성장을 중지시키고 어린뿌리를 잘라내면 전분을 쉽게 당분으로 변하게 할 수 있는 당화 효소가 많은 엿기름(몰트 : malt)을 얻을 수 있다.

우리나라에서는 전통적으로 이 엿기름을 이용하여 엿이나 식혜의 제조에 사용해왔으며, 서양에서는 맥주를 만드는 과정에 이것을 이용해왔다. 문헌상으로는 BC 4천 년 전의 고대 바빌로니아에서도 이것을 이용했음을 알 수 있다.

당화(糖化:saccharification)

효소 또는 산 등의 작용에 의해서 다당류인 녹말이 분해되어 단당류 또는 이당류가 생성되는 반응. 예를 들어 풀상태로 된 녹말에 엿기름을 넣으면 엿기름에 들어있는 베타 아밀라아제(β-amylase)가 녹말을 가수 분해시켜 말토오스(maltose : 엿당)가 생성되는데, 이런 현상을 당화라고 하고 베타 아밀라아제를 당화 효소라고 한다.

몰트의 제조 방법

수온이 약 12도인 물에 보리를 담그고 자주 물을 갈아 주어 보리의 수분 함량이 41~47%일 때 발아상에 옮긴다. 발아는 14~18도에서 이루어지는데, 이 때 가습 공기로 산소를 공급하며 기계적으로 휘저어 섞는다.

발아된 싹의 길이가 낟알 길이의 1/2–3/4이 될 때 열풍을 불어서 건조시킨다. 흑맥주용 몰트는 일반 맥주용 몰트보다 건조 온도를 높여 진한 색이 나도록 한다. 또 스카치 위스키 제조용은 이탄(泥炭:피트)을 때서 그을음을 배게 한다. 그런 다음 어린뿌리를 제거하면 맥주나 위스키의 원료로 사용되는 몰트가 완성된다.

2) 누룩

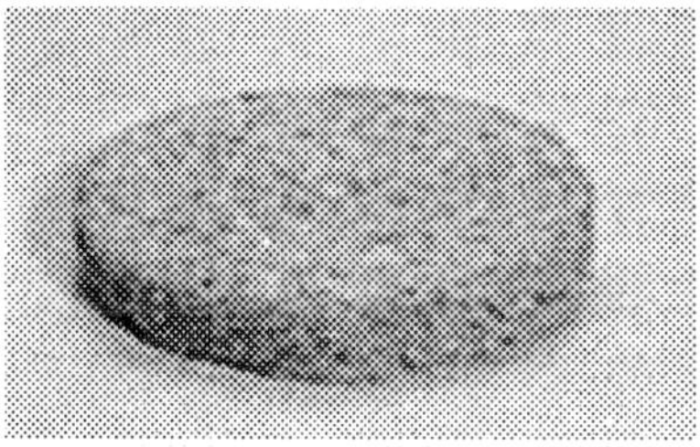

서양에서는 술을 빚기 위해 엿기름을 이용하여 녹말을 당화하였으나 동양에서는 누룩을 이용하여 술을 빚어왔다.

서양에서 술을 빚는 방법은 녹말을 당화시킨 다음 효모를 첨가하여 알코올 발효를 일어나게 하는 것이다. 그러나 동양의 누룩은 누룩의 제조 공정에서 누룩곰팡이와 효모가 동시에 자라게 하는 것이다. 즉 누룩곰팡이가 자라면서 내는 당화 효소에 의해 곡물의 전분이 단당류나 이당류로 분해(당화)됨과 동시에 효모에 의한 알코올 발효가 일어나게 하는 것이다.

BC 1100년에 이미 고대 중국의 은(殷)나라에서 국균(麴菌)을 사용한 술의 제조가 있었다는 기록이 있는 점으로 미루어 아주 오래 전부터 누룩을 사용한 양조 기술이 있었음을 알 수 있다. 누룩은 누룩곰팡이와 효모를 곡류에 번식시킨 것으로, 당시에 조, 수수, 벼 등을 이용해서 만든 누룩으로 술을 빚었던 것으로 알려져 있다.

한국에서는 고려도경(高麗圖經)에 처음으로 누룩에 관한 기록이 있으며, 그 외 다른 기록들에 의하면 누룩의 재료로 밀, 쌀, 녹두, 보리 등이 이용되었다고 한다.

누룩의 명칭은 제조시기에 따라 춘국(春麴), 하국(夏麴), 절국(節麴), 동국(冬麴)으로 나누었으며, 밀을 수확한 후 만드는 절국(節麴)이 가장 많았다고 한다.

누룩의 제조 방법

누룩은 가루로 빻은 밀이나 쌀, 밀기울 등을 반죽하여 헝겊, 짚, 풀잎 등에 싸서 발로 밟거나 누룩 틀에 넣어서 밟는다. 이것을 누룩방이나 온돌 또는 헛간에 적당히 배열하여 짚이나 쑥으로 덮어놓고 썩지 않게 골고루 뒤집으며 누룩곰팡이가 자라기를 기다린다. 짧게는 일주일 길게는 40일 정도가 걸린다.

누룩곰팡이

누룩곰팡이(aspergillus)는 불완전균류로서, 부정낭자균목에 속하는 곰팡이이다. 색깔은 노랑색, 녹색, 갈색, 검정색, 흰색 등을 띠는데, 이것은 분생자나 폐자낭각의 색깔이다.

누룩곰팡이는 발효공업에서 매우 중요한 곰팡이이며 된장, 간장, 단술, 청주 등의 양조용, 시트르산, 글루콘산, 이타콘산 등의 유기산발효용, 녹말, 단백질, 팩틴 분해효소나 글루코오스 옥시다아제 등 효소제품의 제조용, 스테로이드 화합물의 산화생성 등 여러 분야에서 이용되며, 세계적으로 널리 분포하는 곰팡이이다.

3. 초산발효(Acetic acid fermentation)

효모에 의해서 형성된 술(발효주)을 상온에 방치하면 어떻게 될까?

발효주는 상온에 방치하면 원래의 맛을 잃고 시어지게 된다. 이것은 공기 중의 아세트산균이 증식하면서 알코올 성분을 아세트산으로 변화시키는 초산발효가 일어나기 때문이다.

일반적으로 청주나 맥주를 물에 타서 묽게 한 뒤 따뜻한 장소에 가만히 두면 표면에 하얀 피막이 생기며 신맛이 나는데, 이 피막은 아세트산균이 자란서 이룬 집합체이다. 이것은 1879년 덴마크의 식물학자 E.C.한센에 의해서 Acetobacter aceti로 분리되었다.

아세트산균은 호기성 세균으로 산소가 풍부한 액면에서 잘 성장하고 알코올을 아세트알데히드로 변화시킨 후 아세트산(빙초산)으로 변화시켜 신맛을 띠게 한다. 이 아세트산균이 생육하는데 가장 적당한 온도는 20-30°C이고, 기질(基質)인 알코올의 농도는 5-10% 범위가 가장 좋다.

초산(아세트산:Acetic acid)은 화학식이 CH_3COOH로서, 대표적인 지방산의 하나이며 식초의 주원료가 된다. 분자량 60.1로 우리가 식용으로 사용하는 식초 중에는 이 아세트산이 3-5% 함유되어 있다.

초산발효

CH_3CHOH	→	CH_3CHO	→	CH_3COOH
에탄올		아세트알데히드		아세트산

III. 알코올의 증류(蒸溜)

두 가지 이상의 물질이 녹아 있는 혼합 용액을 가열하여 휘발된 증기를 다른 곳으로 옮겨 응축시키는 조작을 증류(蒸溜)라고 한다.

발효주에서 알코올 성분을 농축시키는 기술은 고대 그리스 시대로부터 있었다고 한다. 이것은 알코올의 비등점(78°C)과 물의 비등점(100°C)이 다른 것을 이용한 것이다. 당시 도자기로 만든 증류 용기는 암빅스(ambix)라고 하였으며 이것은 후에 영어로 알람빅(alembic:증류기)이라는 용어로 변했다. 그러나 당시의 증류 기술에 의해 얻어진 증류주는 일반적으로 술로 소비하는 단계에는 이르지 못 했다고 한다.

증류장치가 본격적으로 이용된 것은 아라비아의 연금술사들에 의해서였다. 그들은 중세 유럽 화학의 기초를 이루었는데, 그들에 의해 사용되던 Alkoh'l이라는 용어가 요즘의 '알코올'의 어원이 되었다.

아라비아인들의 증류 기술은 그 후 유럽으로 전파되어 브랜디와 위스키를 만들게 되었고 비슷한 시기에 실크로드를 타고 중국과 한국으로 건너오게 되었다. 그래서 보통 알코올 도수가 4-13%에 불과한 맥주, 포도주, 막걸리 등의 발효주(양조주)가 증류를 통하여 25-50%의 도수를 갖는 독한 증류주로 바뀌게 되었다.

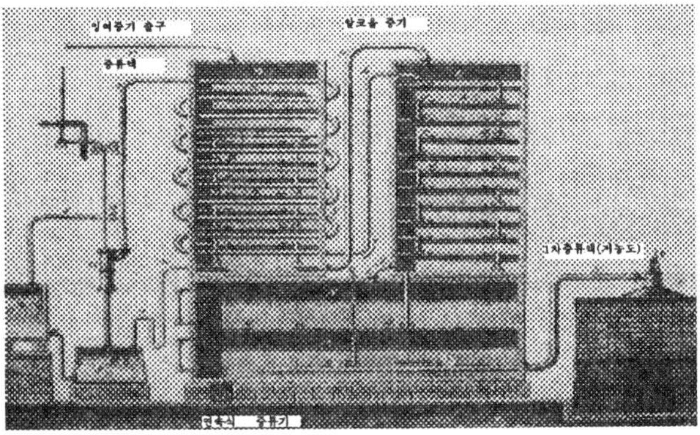

증류장치

IV. 알코올의 숙성

과일이나 곡물을 이용하여 바로 빚은 양조주나 증류를 통하여 농축된 술은 그대로 마실 수 있는 것이기는 하나 일반적으로 맛이 거칠고 균일하지 않다. 또 알코올의 생성과 함께 발생되어 있는 미량의 메틸알코올, 아세트알데히드, 에틸 에스테르 등의 성분은 마신 후 숙취를 일으키게 된다. 그러나 알코올 발효가 어느 정도 진행된 후에 온도를 낮추어 발효가 천천히 진행되도록 하면 이런 바람직하지 않은 성분이 많이 줄어들고 순한 맛을 내게 된다.

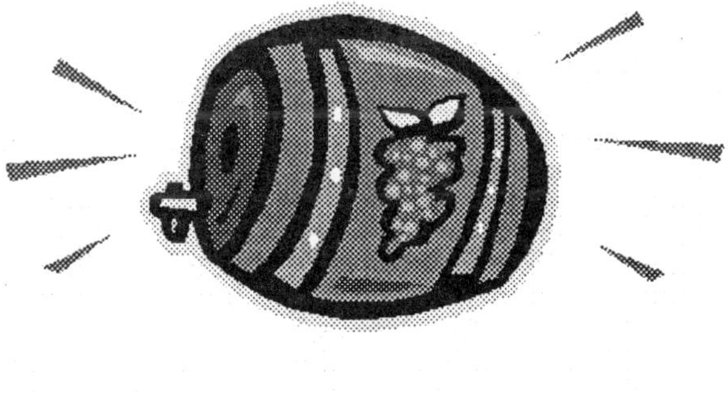

위스키나 브랜디와 같은 도수가 높은 증류주는 떡갈나무로 만든 오크통 속에 넣어 오랜 기간 숙성시키는데, 이런 나무통 속에서 술이 숙성되는 동안 숙취를 일으키는 물질이

많이 분해되고 나무통의 특유한 향기가 술에 배게 된다.

또 진한 색깔을 내거나 불순물을 흡착하는 성질을 높여주기 위하여 오크통의 내부를 미리 불로 그을려서 숯처럼 만들기도 한다.

일반적으로 위스키나 브랜디는 12년 정도 숙성시키면 완성에 이른다. 이 기간 동안 술의 양은 매년 줄어들고 색깔은 짙어지게 되며 향기가 깊어지게 된다. 증류주를 생산하는 회사들은 숙성 년도에 따라 각각 다른 이름을 붙여 상품화해놓고 있다.

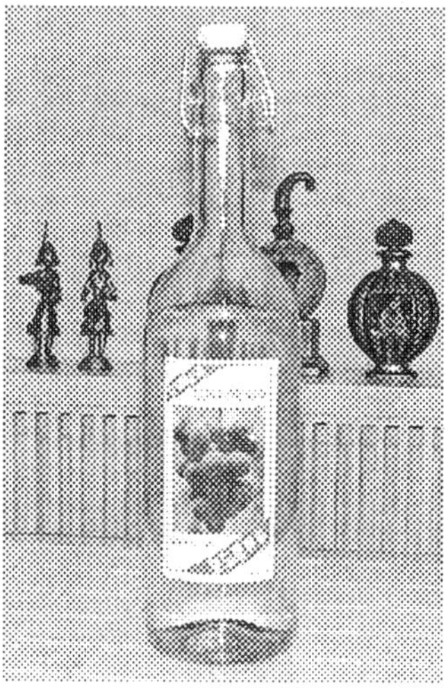

충남 천안시 성환읍에서 생산되는
거봉 포도 증류주. 농도가 무려 50%에 달한다.

최근 충청남도 천안시 성환 지방에서 가을이 되면 그 지방의 특산물인 거봉 포도를 발효시킨 후 증류한 농도 50% 전후의 강한 술이 생산되고 있는데, 이것의 도수는 브랜디보다도 높거나 비슷하지만 숙성의 과정을 거의 거치지 않거나 또는 오크통이 아닌 다른 금속성의 용기에서 숙성되고 시판된다. 그런 까닭에 이 술은 맑은 색을 띠고 있으며 코냑 등의 브랜디와는 다른 맛을 가지고 있다.

V. 술의 분류

술의 분류는 나라마다 차이가 있으나 대략 소주, 약주, 맥주, 청주, 합성청주, 과실주, 위스키, 스피릿츠, 리큐르, 기타 주류 등으로 분류한다.

이것은 또한 원료를 무엇으로 사용했는가에 따라 곡주와 과실주로 분류하고, 제조 과정에 따라 발효주(양조주)와 증류주 그리고 혼성주로 분류한다.

보리와 호프를 원료로 사용하는 맥주, 보리 또는 옥수수를 원료로 하는 위스키, 사탕수수를 원료로 하는 럼과 감자를 원료로 하는 보드카 등은 곡주에 속하며, 포도를 원료로 하는 와인과 그것을 증류하여 만든 브랜디(일명 코냑)는 과실주에 속한다.

맥주, 청주, 포도주 등 발효 후 바로 시판되는 술은 발효주 또는 양조주에 속하며, 일단 발효된 술을 증류하여 알코올의 도수를 높인 소주, 위스키, 브랜디, 보드카, 진 등의 술은 증류주에 속한다. 이 증류주를 별도의 통에 넣어 12년 또는 30년 이상의 오랜 기간 동안 숙성시키는 문제는 별개의 것이다.

양조주나 증류주 또는 적당한 정도의 알코올이 함유된 술에 약재, 감미료, 향료, 초근목피(草根木皮) 등을 혼합하여 빚은 술은 리큐르 또는 합성 청주라 하여 혼성주로 분류된다.

Proof와 percent(%)

술의 발생과 증류주의 제작 방식은 오래 전부터 발전했지만 증류주의 알코올 농도를 측정하는 방법은 18세기 초까지도 알려지지 않았다. 그러나 스코틀랜드에서는 술이 포함하고 있는 알코올의 농도에 따라 세금을 부과하는 정도가 달랐기 때문에 그 농도를 측정하는 일이 중요했다.

그 당시에 알코올의 농도를 측정하는 방법은 알코올의 인화성을 이용하는 것으로, 화약에 술을 부어 불을 댕겼을 때 인화되면 proof(증명되었음)라고 하였다. 그 후 알코올 농도의 측정 방법이 고안되었을 때 100 proof를 환산해 보니 약 57.1%의 알코올 농도를 가지고 있었다. 미국에서는 50% 농도의 알코올을 100 proof로 정하였다. 따라서 100 proof로 표기된 술의 알코올 농도는 50도이다. 스코틀랜드산 위스키 발렌타인은 43% Vol.라고 표기되어 있는데, 이것은 우리 식의 농도로 따지면 43도의 술이다. 우리나라의 술은 19.8도(참이슬 후레쉬) 또는 40% BY VOL(문배주) 등으로 다양하게 표기하는데, 도수는 곧 %의 수치와 일치한다.

세계의 대표적인 술

구분	한국	영국	프랑스	중국	러시아	카리브해
증류주	소주	위스키	브랜디	고량주	보드카	럼
발효주	막걸리	맥주	와인	홍주		
원료	쌀	보리	포도	수수	감자	사탕수수

제3장 여러 가지의 술

I. 맥주

1. 맥주의 역사

맥주의 기원에 대해서는 몇 가지의 이야기가 있으나 기원전인 BC 4천년 경 메소포타미아의 수메르인 유적지에서 출토된 점토판에서 맥주 제조법이 기록되어 있는 점으로 미루어 이미 오래 전부터 사람들이 일상적으로 마셔 왔을 것으로 추정되고 있다.

바빌로니아 왕국의 전성기는 BC 1700년 경 함무라비 왕 때로서, 그는 메소포타미아 전역을 통일하고 중앙집권적 통치체제를 확립하였다. 그 후 수메르 법전을 개정하여 세계 최초의 성문법인 함무라비 법전을 편찬하였다. 이 함무라비 법전은 그 내용상 가혹한 것들이 많은데, 거기에 맥주의 제조에 관한 내용이 법으로 명시된 부분도 있다고 한다.

그 후 맥주는 중세를 거치며 호프(hop)를 첨가하여 현재의 독특한 맥주 맛으로 발전하였고 낮은 도수의 음료로 세계 각 국에서 대량 생산되고 있다. 이렇듯 우리가 지금도 흔하게 접할 수 있는 맥주의 역사는 거의 인류의 역사와 함께 하고 있음을 알 수 있다.

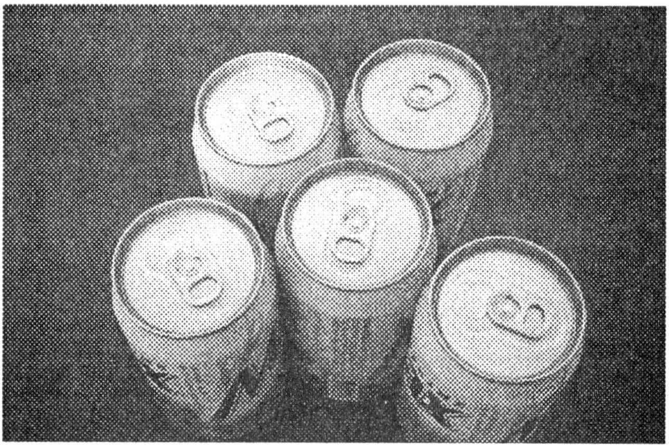

2. 맥주의 원료

맥주는 질 좋은 맥아(싹이 난 상태의 입자가 큰 두 줄

보리:이조대맥), 신선한 물, 맥주에 쓴맛이 나게 하는 호프(hop)라 불리는 다년생 식물, 그리고 효모가 원료이다. 때로 발효시킬 때 부 원료로서 밀, 귀리, 옥수수 등을 사용하기도 한다.

3. 맥주의 제조 과정

1) 맥아의 제조

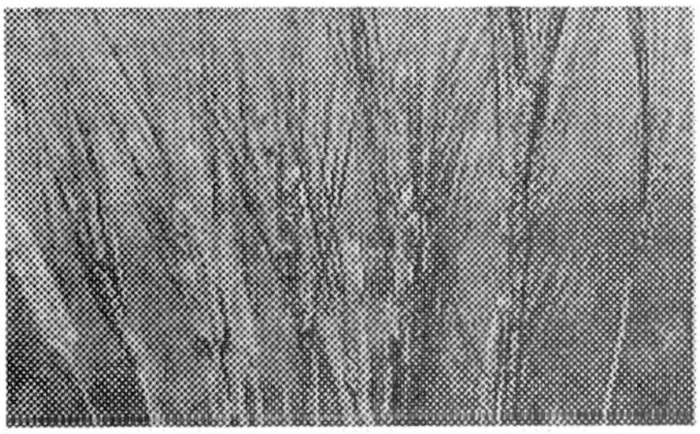

맥주의 제조에 쓰이는 보리는 탄수화물이 많고 단백질이 적으며, 껍질이 얇은 것이 좋다. 선택된 보리는 싹이 틀 때까지 물에 적셔준다. 이 때 충분한 산소 공급을 하고 섭씨 약 15° 정도의 온도를 유지하면 7~8일에 걸쳐 뿌리가 보리 알갱이의 약 1.5배 정도로 성장한다. 이 때 보리 알갱이의 내부에서는 전분을 당으로 바꾸는 디아스타제 등의 효소가 활성화된다.

여기에 건조하고 뜨거운 바람을 불어넣어서 더 이상의 성장을 억제하고 뿌리를 모두 제거하면 맥주의 기본적 원료인 맥아가 탄생하게 된다. 이 맥아는 겉으로 보기에는 원래의 보리와 모양과 크기가 비슷하지만 그 안에는 탄수화물을 분해하는 효소를 많이 함유하고 있다. 열풍의 건조 온도를 더욱 올려서 갈색 또는 검은 색이 될 때까지 맥아를 그을리면 흑맥주를 만드는 맥아가 된다.

2) 담금

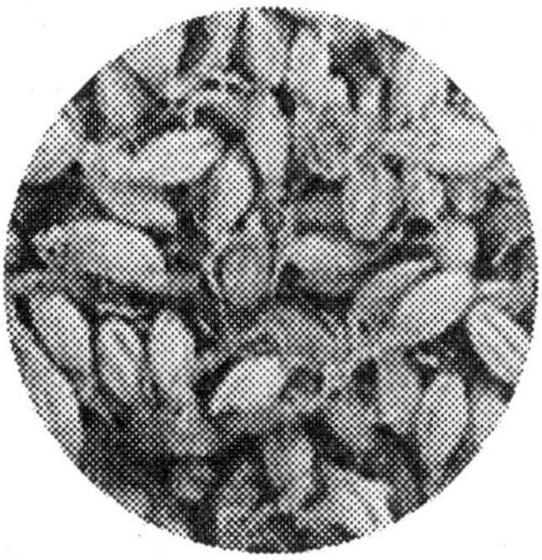

담금은 맥즙을 만드는 공정으로 이것은 맥아의 분쇄, 당화, 맥즙 여과 및 끓이기의 과정을 밟는다. 이 과정에서 맥아는 발효되기 쉬운 형태의 당분과 아미노산으로 분해된다.

이 때 맥즙은 탄수화물의 분해 효소인 아밀라아제(amylase)의 작용을 받기 쉽도록 녹말의 구조가 느슨하게 되는 호화, 알파 아밀라아제 (α-amylase)의 작용으로 녹말 입자가 덱스트린(dextrin)으로 끊어지는 액화, 덱스트린에 α, β-amylase가 작용하여 알코올 발효를 일으키기 쉬운 단당류 및 이당류로 분해되는 당화(saccharification)가 일어나게 된다. 이렇게 당화가 일어난 맥즙은 일단 여과시킨 후 호프를 첨가하여 끓이게 된다.

3) 호프(hop)의 첨가

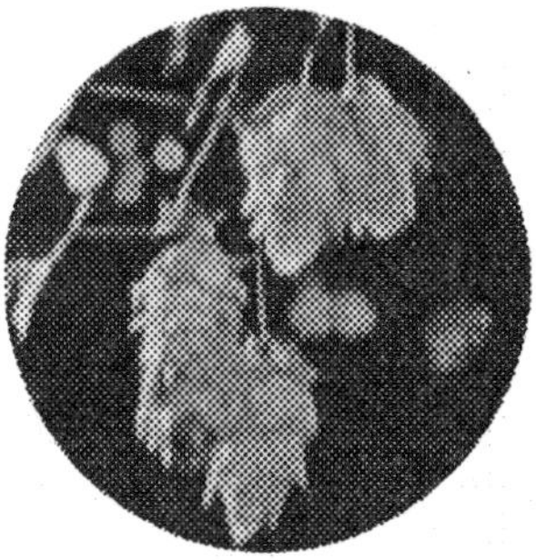

중세 이후 사람들은 맥주에 여러 가지의 향료를 넣어 마셨다고 하는데, 그 중 지금까지 사용되는 향료가 바로 호프이다. 호프는 위도 33~55도의 서늘한 지역에서 자라는 뽕나무 과(科)의 다년생 덩굴 식물로서 맥주에 쓴 맛을 나게 하며 신선도와 보존성을 높여주는 역할을 한다.

호프는 암그루와 수그루가 따로 있는데, 맥주에 이용하는 호프 열매는 암그루만을 따로 재배해서 사용한다. 호프가 맥주의 향료로 자리를 굳힌 것은 16세기 독일 바이에른 공국의 빌헬름 4세가 맥주 순수령을 내려 맥주의 원료로 보리와 물, 그리고 호프만을 사용하도록 한 정책 때문이었다고 한다. 현재 이 호프는 맥주의 제조에 중요한 비중을 차지하고 있다.

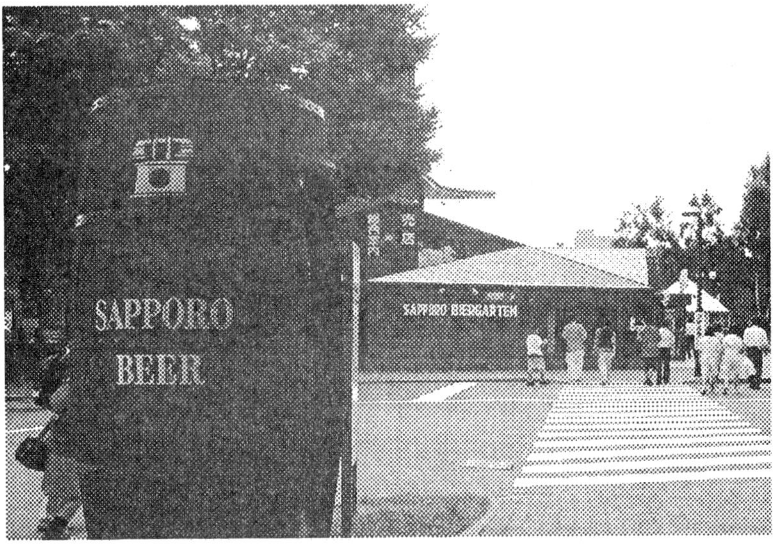

삿뽀로 맥주공장 전경

4) 끓이기

발효조에 옮겨지기 직전에 맥즙은 일단 끓이는 과정을 밟는데, 이때 지금까지 작용하고 있던 탄수화물 분해 효소의 작용이 멈추게 된다. 그 후 맥즙은 침전 과정을 거친 후 발효 공정으로 들어간다.

5) 전발효

발효조로 옮겨진 맥즙은 효모가 첨가되고 적당한 온도, 공기 등의 발효 조건을 맞추어주면 활발하게 발효되기 시작한다. 효모의 작용에 의해 맥즙의 당분이 알코올과 탄산가스로 분해되는 이 과정을 전발효라고 한다.

전발효는 8~12일의 기간이 걸리며, 여기에 사용되는 효모는 사카로마이세스 세레비지에(Saccharomyces cerevisiae:빵 효모)와 사카로마이세스 칼스베르겐시스(Saccharomyces carlsbergensis)의 두 종류이다.

전자는 발효 중 탄산가스와 함께 발효액의 표면에 뜨는 성질이 있어서 이 효모에 의해 빚어진 맥주를 상면 발효 맥주라 하고, 후자는 발효 도중이나 발효가 끝났을 때 가라앉는 성질이 있어 이 효모로 빚어진 맥주를 하면 발효 맥주라고 한다.

상면 발효 맥주는 맥아즙의 농도와 호프의 사용량도 높고, 발효 온도도 10도에서 25도 정도로 높으므로 색이 짙고 알코올 도수도 높다. 흑맥주가 여기에 해당한다. 반면 하면 발효 맥주는 알코올 도수가 5도에서 10도 내외이고 낮은 온도에서 발효하며 부드러운 맛과 향기가 있다. 세계에서 생산되는 전체 맥주의 약 70%가 하면 발효 맥주에 속한다.

전발효에 의해 만들어진 맥주를 어린 맥주(young beer)라고 하는데, 이 상태는 아직 숙성되지 않은 상태이며 효모와 단백질의 부유물로 탁하게 보인다.

6) 저장 및 후발효

후발효 공정은 전발효가 끝난 맥주에서 효모 등 기타 부유물을 갈아 앉혀 맑게 하고 맥주 특유의 맛이 나게 하는 숙성 과정이다. 보통 0℃의 저장 탱크에서 20~40일 정도의 과정이 필요하다. 후발효 공정에 들어간 어린 맥주는 거친 맛과 향기가 숙성되어 좋은 맛으로 변하고 짙은 황금빛을 띠게 된다. 이 때 이산화탄소의 양을 잘 조절하는 것이 중요하다.

7) 열처리

생산된 맥주는 병에 들어가서 유통되는 동안 효모가 계속 활동하게 되면 그 맛이 변한다. 그래서 저온 열처리(pasteurization)를 하여 효모의 활동이 정지되도록 만든다. 완전히 병 속에 들어간 맥주를 60℃의 온도로 40분 정도 처리하면 효모의 활동이 멈추고 장기간 유통해도 변하지 않게 된다.

8) 비열처리 맥주

비열처리 맥주란 열처리 과정을 거치지 않아 효모가 그대로 살아 있는 맥주를 말한다. 생맥주가 대표적인 예이다. 최근에는 열처리를 하는 대신 미세한 필터를 이용해 효모를 걸러내는 방법을 써서 장기간 유통해도 상하지 않고 신선함을 유지하는 기술이 많이 발전해 있다.

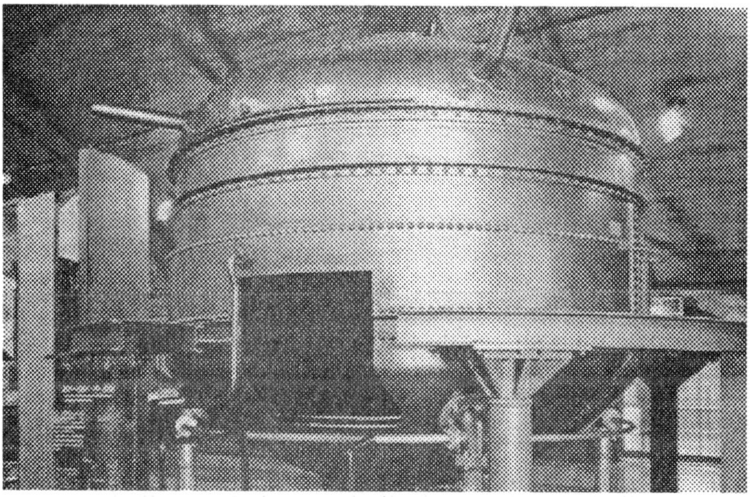

숙성중인 맥주(일본 북해도의 삿뽀로 맥주공장)

4. 맥주의 종류

1) 하면 발효 맥주

일반적으로 많이 마시는 라거 맥주(Lager beer)가 대표적이다. 맥주 생산 공정이 다 끝난 후 60℃에서 30분 정도 살균 처리함으로 오랫동안 보존할 수 있다. 반면에 효모가 살균되지 않은 생맥주(Draft beer)는 신선하고 효모의 영양소를 섭취할 수 있는 장점이 있으나 장시간 보존할 수 없다.

2) 상면 발효 맥주

발효 중 위로 떠오르는 상면 발효 효모를 이용하여 만드는 맥주로 비교적 고온에서 발효되고 색깔도 짙다. 우리가 알고 있는 흑맥주가 여기에 속한다. 세계적으로 포터(Porter), 알레(Ale), 스타우트(Stout), 램빅(Lambic) 등의 맥주가 있다.

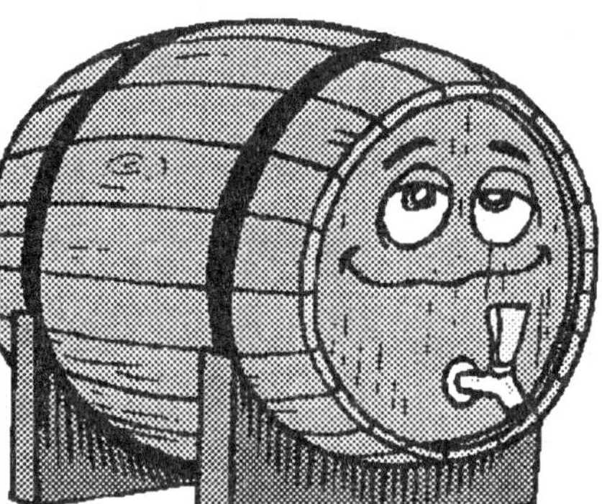

II. 와인

1. 와인의 역사

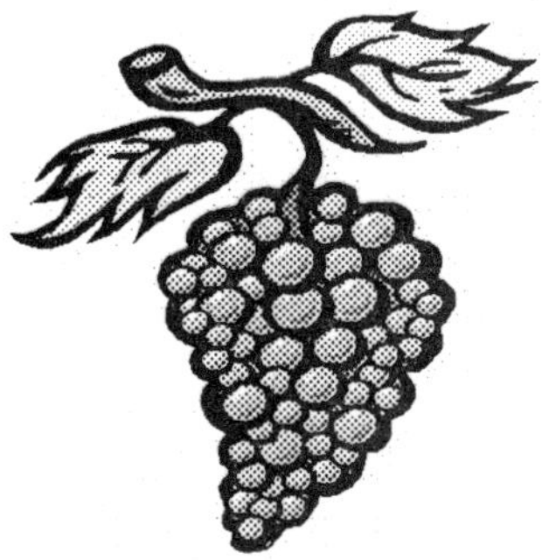

와인의 역사가 얼마나 되는지는 잘 모른다. 그러나 구약성경에 의하면 노아가 대홍수 후에 아라라트 산에 정착하여 포도를 심고 술을 담갔다고 하고, 그리스 신화에서는 제우스의 아들인 바코스가 지중해 연안을 중심으로 포도 재배와 포도주 제조법을 보급시킨 것으로 되어 있다. 포도의 원산지가 카스피해 연안이라는 주장과 어느 정도 일치한다고 한다.

그러나 본격적인 와인의 생산과 전파는 로마시대에 이르러서이다. 그 때 프랑스의 보르도, 부르고뉴 등에 포도원(샤또:Chateau)이 조성되었고 거기에서 생산되는 포도주는 현재까지도 세계적으로 유명세를 타고 있다. 그 후 와인은 전 세계적으로 전파되어 이탈리아, 스페인, 오스트레일리아, 남미 등지에서도 생산되고 있다.

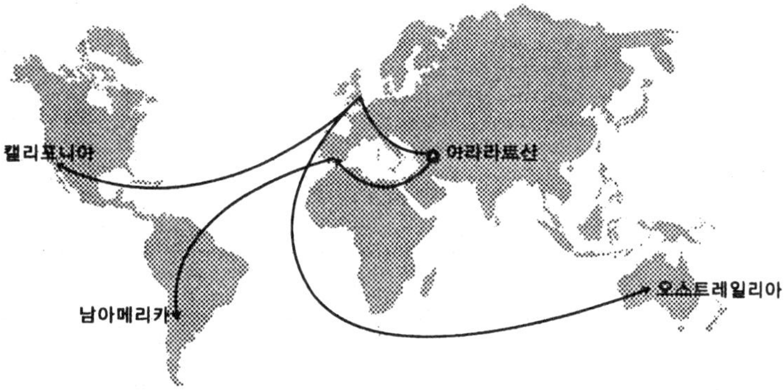

와인의 전파 경로

2. 와인의 원료

와인의 원료는 물론 포도이다. 그러나 와인을 만들기에 좋은 포도는 몇 가지 기후 조건을 충족해야 한다. 그것은 여름에는 덥고 건조하며 겨울에는 춥지 않은 지중해성 기후가 적당한 것으로 알려져 있으며, 이런 기후조건에 가장 잘 부합되는 곳이 프랑스이다.

같은 종류의 포도를 심어도 그 토양에 따라서 품질이 달라진다. 예를 들어 프랑스 부르고뉴 지방에서 세계적인 와인의 원료가 되는 품종인 피노 누와(Pinot Noir)는 미국에 건너가서는 별로 질이 좋지 않은 포도를 생산하는 포도나무가 되었다고 한다.

와인의 원료가 되는 포도의 품종은 다음과 같은 것들이 있다.

1) 유럽종 포도

① 레드 와인 용

카베르네 쇼비뇽(Cabernet Sauvignon), 피노 누아(Pinot Noir), 게메이 보졸레(Gamay Beaujolais) 등.

② 화이트 와인 용

샤르도네(Chardonnay), 쇼비뇽 블랑(Sauvignon Blanc), 리슬링(Johannisberg Riesling) 등.

2) 미국종 포도

콩코드(Concord), 캠벨 얼리(Campbell's early), 델라웨어(Delaware) 등.

3) 교잡종(Hybrid)

시벨(Siebel), 세이블 블랑(Seyval Blanc), 라벳(Ravat) 등.

3. 와인의 제조 과정

① 포도의 수확

포도주를 담그는 포도는 그 해의 일조량, 기온, 강우량 등에 의해 그 품질에 많은 차이가 난다. 일반적으로 포도의 품질은 여름, 즉 7~8월의 날씨에 의해서 결정 난다고 한다. 여름이 덥고 건조해야 좋은 포도가 생산되는 것이다.

빈티지(Vintage : 포도의 수확 연도)

이것은 포도의 수확 연도를 나타내는 말이다. 고급 와인의 라벨에는 보통 이 빈티지가 표기되어 있는데, 그 해의 기온과 일조량에 의해서 포도의 특성이 결정되기 때문에 중요한 의미를 갖는다.

예를 들어 프랑스 메독에서 생산되는 포도주는 1961, 1977, 1983, 1985 등이 높은 평가를 받는다고 한다. 미식가들은 어느 해, 어느 지역의 포도 작황이 풍년인가를 기억하고 그해, 그 지방에서 생산된 포도주를 찾는다고 한다.

② 와인(wine)의 제조

처음 포도송이에서 열매를 분리시킨다. 기계적으로 하는 방법이 있지만 가장 좋은 것은 사람이 맨발로 통 안에 들어가서 짓이기는 것이다. 대량 생산하는 데는 부적합한 방법이나 그렇게 하면 포도 씨나 껍질이 파손되는 것을 막을 수가 있다.

그런 다음 효모를 첨가하여 발효시킨다. 이 때 당분의 함량을 재는데, 이 당분이 줄어들면 발효가 활발히 일어나고 있다는 증거가 된다.

원하는 만큼 포도의 색소가 우러나오면 중간층으로부터 액체를 뽑아낸다. 씨와 껍질 등이 제거된 와인은 아직 당분이 남아 있을 수 있는데, 이 때 설탕을 첨가하여 더 발효시키기도 하고 필요한 첨가물을 더 넣기도 하여 당분을 완전히 알코올로 변화시킨다. 그런 다음 찌꺼기를 분리시키면 완성된다.

③ 이차 발효

발효를 끝내고 찌꺼기를 분리시키면 그 다음에는 이차 발효가 일어난다. 이 과정에 의해서 산도가 낮아진다. 이 이차 발효의 과정을 거치면 와인의 맛이 부드러워지고 향기도 좋아진다.

④ 숙성

발효가 끝난 와인은 효모나 탄산가스 등이 섞여 있어서 향과 맛이 거칠다. 그래서 몇 개월 혹은 몇 년 간의 숙성기간을 둔다. 이 때 향기도 원래 포도에서 우러나온 아로마(aroma)가 점점 약해지고 부케(bouquet)가 새로 형성된다. 숙성에는 오크통을 이용한다.

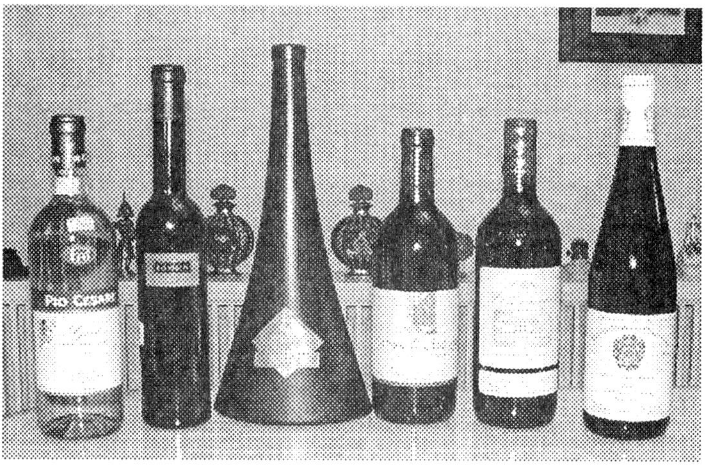

4. 와인의 라벨

프랑스 농업에서 와인이 차지하는 비중은 대단히 높고 그 품질 또한 천양지차여서 소비자의 입장에서는 무엇을 어떻게 선택해야 할 지 모르는 상황이었다. 또 프랑스의 와인 판매상들은 유명한 상표나 샤또(포도원)의 이름을 도용하는 바람에 혼란을 가중시켰다. 그러다가 1932년 A.O.C.(원산지 명칭에 관한 규정)이 도입되면서 이런 문제들이 정리되었다.

프랑스의 와인은 만들어지기도 전에 생산지로부터 그 등급이 결정된다. 그러나 유명한 와인의 생산지는 그 명성을 유지하기 위해 부단히 노력함으로써 그 제도의 취지를 철저히 지켜가고 있다.

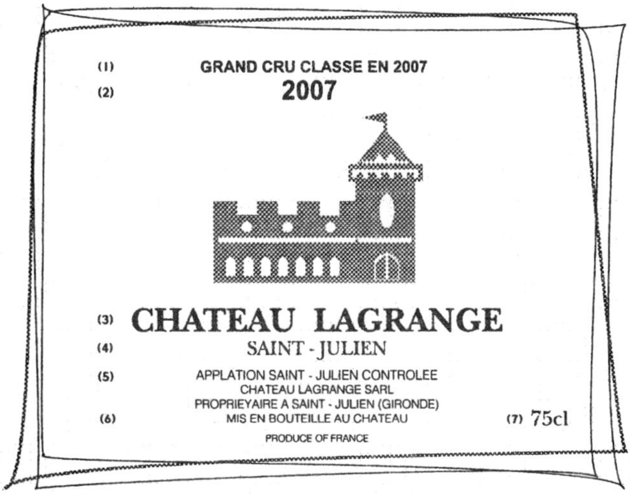

(1) GRAND CRU CLASSE EN 2007
(2) 2007
(3) CHATEAU LAGRANGE
(4) SAINT - JULIEN
(5) APPLATION SAINT - JULIEN CONTROLEE
CHATEAU LAGRANGE SARL
PROPRIEYAIRE A SAINT - JULIEN (GIRONDE)
(6) MIS EN BOUTEILLE AU CHATEAU
(7) 75cl
PRODUCE OF FRANCE

와인의 라벨 읽기 (1) 클래스 (2) 수확(생산) 연도 (3) 상표명 (4) 지역명 (5) A.O.C.표기 (6) 병입 회사 (7) 용량

A.O.C. 제도와 상표 표기법에 의한 원산지명을 상표

에 표기하기 위해서는 각 포도재배 지역의 지리적 경계와 명칭, 포도의 품종, 재배방법, 단위면적당 수확량, 제조방법, 알코올 농도 등 최소한의 규정을 따라야 한다. 이 규격에 맞는 A.O.C. 와인은 예를 들면 'Appelation Bordeaux Controlee' 라고 적어 포도의 재배 지역이 보르도 지방이라는 것을 알게 하는 것이다.

5. 오크통

오크통은 맥주, 와인 등 발효음료를 저장하기 위해 참나무로 만든 통으로 2천년 전 프랑스 민족이 처음으로 만들었다. 그 기술은 로마에 전파되었고 그 후 전 유럽으로 퍼지게 되었다. 오크통의 원목은 프랑스, 폴란드, 러시아 산 등이 우수한 것으로 인정받아 왔다.

와인은 오크통 속에서 공기와 서서히 접촉하여 느린 산화가 일어나고 오크통으로부터는 여러 가지의 향과 맛이 우러나와 섞이게 된다. 이 오크통을 만드는 나무의 생산지로 가장 유명한 곳은 프랑스의 네베르(Nevers), 트롱세(Troncais) 등이다.

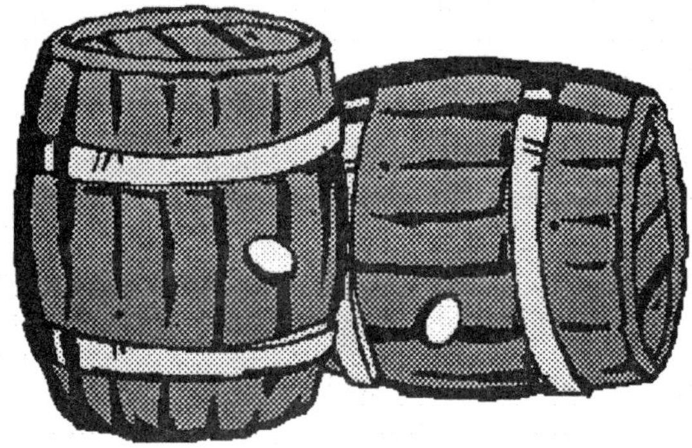

6. 코르크 마개

코르크 마개는 17세기 말 '돔 페리뇽'이라는 수도사가 처음으로 사용한 것으로 알려져 있다. 코르크 마개는 물과 공기를 투과시키지 않을 뿐 아니라 부드럽고 탄력이 좋아서 와인 병의 마개로 아직까지 이용되고 있는 것이다.

코르크나무는 껍질을 벗기면 그 자리에서 다시 껍질이 생기는 특징을 가지고 있다. 현재까지 전 세계적으로 많이 사용하는 코르크나무는 지중해 연안 포르투갈과 스페인에서 주로 생산되는 것들이다.

코르크마개는 대개 40년 이상 된 나무에서 껍질을 벗겨 수확한다. 처음 수확한 코르크를 바크(bark)라고 하는데, 이 바크를 6개월 이상 야적해두면 성분이 균일하게 되어 용도에 따라 사용할 수 있게 된다. 코르크에는 속이 빈 공간이 수 없이 많이 있어서 부드럽고 푹신한 고유의 성질을 갖고 있다.

와인 병을 보관할 때는 코르크마개가 와인에 젖도록 거꾸로 비스듬히 보관한다. 그래야 건조해진 코르크마개 사이로 공기가 유입되는 것을 예방하고 산화를 방지할 수 있다.

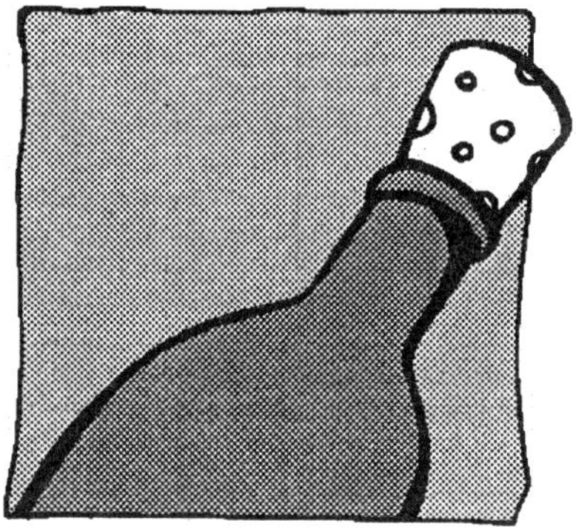

III. 막걸리(탁주,濁酒)

막걸리는 한국의 대표적인 고유주로서 청주를 그대로 걸러낸 술이다. 탁주(濁酒), 재주(滓酒), 회주(灰酒)라고도 한다. 다른 나라와 마찬가지로 우리나라도 부족국가 시대에 이미 곡식을 이용하여 술을 만들었던 것으로 보인다. 고려시대와 조선시대의 기록에는 청주와 탁주가 구분되어 있다.

막걸리는 지에밥과 누룩을 버무리고 섞어서 발효의 과정을 거쳐 만들어진 술을 오지그릇 위에서 체로 걸러서 마시는 것이다. 고려시대 때에는 막걸리가 이화주로 알려져 있었는데, 막걸리용 누룩을 배꽃이 필 무렵 만들었기 때문에 그런 이름이 붙여졌다고 한다. 그러나 이후에는 아무 때나 누룩을 빚게 되었기 때문에 그 이름은 사라졌다.

조선양조사에 따르면 막걸리는 중국에서 전래되었으며, 대동강 일대에서 처음 빚기 시작하였고 전국으로 전파되어 민족의 고유주가 되었다고 한다. 막걸리는 단맛, 신맛, 쓴맛, 떫은맛이 나고 또 시원한 맛이 난다. 이 시원한 맛 덕택에 막걸리는 갈증을 없애는 농주(農酒)로 애용되었다. 잘 익은 막걸리는 산(酸)의 냄새와 맛이 있고 도수는 6~7도 정도이다.

지에밥

쌀을 물에 담가서 불린 후, 시루에 넣고 쪄서 만든 밥. 막걸리 등의 술을 빚을 때 누룩과 섞어 쓴다. 속칭 고두밥이라고도 한다.

오지그릇

우리가 흔히 말하는 옹기는 질그릇과 오지그릇을 총칭하는 하는 말이다. 질그릇은 진흙만으로 만들어 구워 잿물을 입히지 않은 그릇이며, 오지그릇은 질그릇에 잿물을 입혀 다시 구운 윤이 나고 단단한 그릇이다. 우리가 통상적으로 이야기하는 옹기는 오지그릇이다.

Ⅳ. 소주(燒酒)

양조주(막걸리)를 증류하여 이슬처럼 받아내는 술. 다른 말로 노주(露酒), 화주(火酒), 백주(白酒), 기주(氣酒)라고 부르며, 토속어로는 아랭이, 아랑주, 아래기, 아래이라고도 한다.

증류주는 페르시아에서 시작되었고 이를 아랍어로 '아라키' 라고 하는데, 한국에는 14세기 무렵 고려시대에 원나라에서 들어왔다. 처음에는 약용으로 사용되었고 값도 비싸서 일반 사람들은 마실 수 없는 고급술이었다.

찹쌀과 멥쌀을 섞어서 만든 술을 증류한 것을 노주(露酒)라고 하는데, 조선 중기 이후에는 이 노주가 널리 알려지게 되었다. 이것은 밑술, 즉 막걸리를 알코올의 비등점 이상으로 가열하여 “이슬처럼 받아낸 술”이라는 뜻이다.

현재 한국에서는 전통적인 방식에 의해 내린 안동소주, 문배주 등 고유의 증류식 소주와 고농도의 주정을 원료로 만드는 희석식(稀釋式) 소주가 함께 시판되고 있다. 흔히 서민들의 술이라고 불리는 진로, 보해, 선양소주, 금복주 등의 희석식 소주는 비교적 값이 저렴한 원료를 이용해서 만든 95% 정도의 고농도의 주정(酒精)을 적당한 비율로 물에 섞고 감미료를 넣어 마실 수 있게 만든 것이다.

조선시대 때까지만 해도 우리나라에는 여러 가지의 증류식 소주의 제법이 전래되고 있었으나 일제강점기에 일반인들이 술을 만드는 것을 금지하자 원래의 증류식 소주가 차츰 자취를 감추게 되었다.

1960년대에 정부는 식량난을 이유로 술을 빚는데 쌀을 사용하지 못하게 하여 전래의 소주는 없어지고 모두 희석식 소주로 바뀌었다. 그 후 쌀이 많이 생산되어 남아돌아가게 되자 다시 쌀을 이용해서 술을 만들 수 있게 정책을 바꾸었다.

그러나 오랜 동안 사람들의 입맛이 희석식 소주와 맥주, 양주 등에 길들여진 탓에 쌀 막걸리나 전래의 증류식 소주는 그다지 인기를 얻지 못하고 있다. 현재 희석식 소주는 카르텔(cartel)을 형성, 지역에 기반을 두고 계속 성장하여 값이 비싼 전통 소주 대신 서민의 술로 자리를 굳히고 있다.

1. 증류식 소주

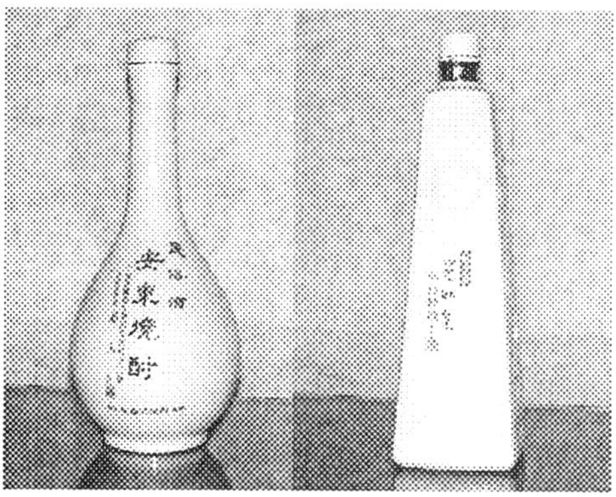

안동소주와 문배주

알코올의 끓는점은 78℃, 물의 끓는점은 100℃이다. 담근 술은 물과 알코올이 섞여 있으므로 78℃로 가열하면 이론상 알코올만 빠져 나오게 되어있다. 증기가 되어 빠져 나온 알코올을 차게 식히면 다시 알코올이 된다. 이것이 바로 증류식 소주이다. 이렇게 하는 것을 받는다, 내린다 또는 고아낸다고 한다.

2. 희석식 소주

희석식 소주는 고구마나 타피오카(tapioca) 등 열대지방에서 나는 값싼 원료를 수입, 대량으로 발효시켜 정제한 고농도 주정(酒精)을 주원료로 사용하여 물, 조미료, 향료 등을 섞어 소주 맛을 낸 것이다.

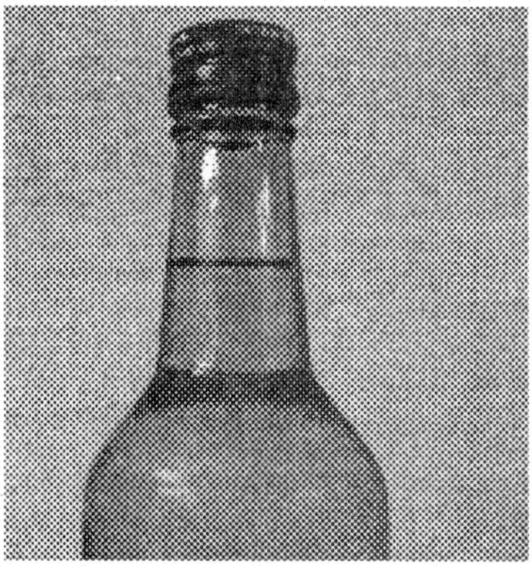
희석식 소주

저급한 재료로 주정을 만들면 불쾌한 냄새가 나고, 또 불순한 성분들, 예컨대 메틸알코올, 아세트알데히드 등의 성분 때문에 뒤끝이 좋지 않고 숙취가 오래간다. 그래서 이렇게 만들어진 주정은 정제 과정을 거쳐 메틸알코올 등 바람직하지 못한 성분을 제거하는데, 이때 원래 주정의 원료 식물이 가지고 있던 독특한 향기나 맛을 내는 성분도 모두 제거되어 에틸알코올 고유의 맛과 향기만 남게 된다. 이렇게 정제된 알코올에 감미료 등의 첨가제를 넣고 물을 섞어 도수를 맞추어 시판하는 것이 오늘날 대부분의 소주인 희석식 소주이다.

병의 라벨에는 희석식 소주(稀釋式 燒酒)라는 주류 분류상의 종류가 명기되어 있다. 이렇듯 별 특징 없이 만들어진 희석식 소주는 값이 싼 까닭에 한국의 서민주로 일차적으로 선택을 받게 되었다. 최근에는 발암물질의 논란이 일고 있는 사카린을 사용하지 않고 아스파탐, 스테비오사이드 등의 첨가물을 넣은 신제품들이 많이 출시되어 경쟁적으로 팔리고 있다.

유럽의 경우에 싼 원료를 발효시켜 고농도로 만든 주정은 중성 알코올(Neutral spirit)이라고 하여 주로 그레인위스키를 블렌딩하는 데에 사용되고 있다.

희석식(稀釋式) 소주는 화학주인가?

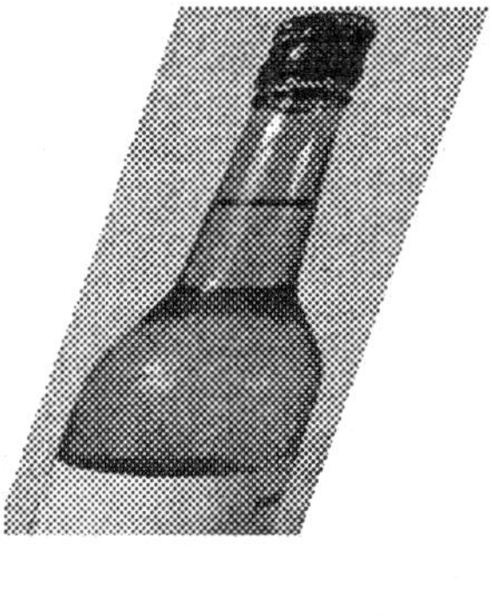

우리나라의 대중주인 소주가 화학주(化學酒)라고 생각하는 사람이 많은데 이것은 잘못된 상식이다. 일부 사람들은 양조회사가 화공 약품을 취급하는 공장처럼 알코올을 화학적으로 합성하고 거기에 맛을 내어 팔고 있다고 오해하고 있다. 하지만 화학적으로 합성한 알코올은 절대 식용으로 쓸 수 없다. 아마도 소주의 강한 알코올 냄새와 희석식(稀釋式)이라는 알쏭달쏭한 용어가 그런 느낌을 주어서 그런 것 같다.

분명한 것은 우리나라의 희석식 소주도 곡물이 알코

올 발효를 거쳐 만들어진 주정(酒精)으로부터 만들어진다는 것이다. 다만 고농도의 주정은 그냥 마실 수가 없기 때문에 적당한 농도로 희석하고 맛을 내어 시판하고 있는 것이다. 또 숙취를 일으키는 여러 가지 성분을 없애기 위해 각 회사마다 독특한 정제의 기법을 개발하여 경쟁적으로 순도를 높이고 있는 것도 괄목할 만한 일이다. 한때는 25도 혹은 30도의 알코올 농도를 가진 소주가 주종을 이루다가 최근에는 웰빙 바람을 타고 20도, 급기야는 19.8도까지 농도가 낮아지고 있다.

타피오카(Tapioca)

취선이풀목 대극과의 덩이줄기가 달린 식용식물인 카사바(cassava)의 뿌리에서 얻는 전분으로 카사바 전분, 마니오카 전분이라고도 한다.

남아메리카 열대지역이 원산지이다. 이것은 덩이줄기를 얻기 위해 재배되는데, 덩이줄기로 카사바 전분, 타피오카 펄을 만들며 주정원료로도 사용된다. 다년생 식물로 부채꼴의 잎이 돋아난다. 잎 모양은 피마자 잎과 비슷하지만, 여러 갈래로 더 깊게 갈라져 있다. 높이는 1.5~3m이며 가지가 비교적 많다. 뿌리는 사방으로 퍼지고 고구마처럼 생겼으며 길이는 30~50cm에 이른다. 이 뿌리에 녹말이 많이 들어 있으나 맛이 쓴 고미종 계통의 뿌리에는 독성이 있다. 그러나 열을 가하면 독성이 없어진다.

바로 이 뿌리에서 채취하는 녹말이 타피오카이다. 이것은 열대 지방의 중요한 녹말 공급원이다. 독성분은 주로 겉껍질에 들어 있으므로 껍질을 벗겨서 버린다. 알맹이를 잘 뭉갠 다음 물에 씻어서 침전시키면 하얀 타피오카 전분이 생성된다. 마니오카 전분이라고도 한다.

V. 위스키

1. 위스키(Whisky, Whiskey)의 역사

위스키는 12세기 경 아일랜드에서 최초로 만들어진 것으로 전한다. 영국 왕 헨리 2세가 아일랜드를 정복했을 때 그 사람들이 증류한 술을 Aqua Vitae(생명의 물)라고 하면서 마시고 있었다. 이때부터 이 증류주는 스코틀랜드 사람들에게 전파되어 널리 마시게 되었다.

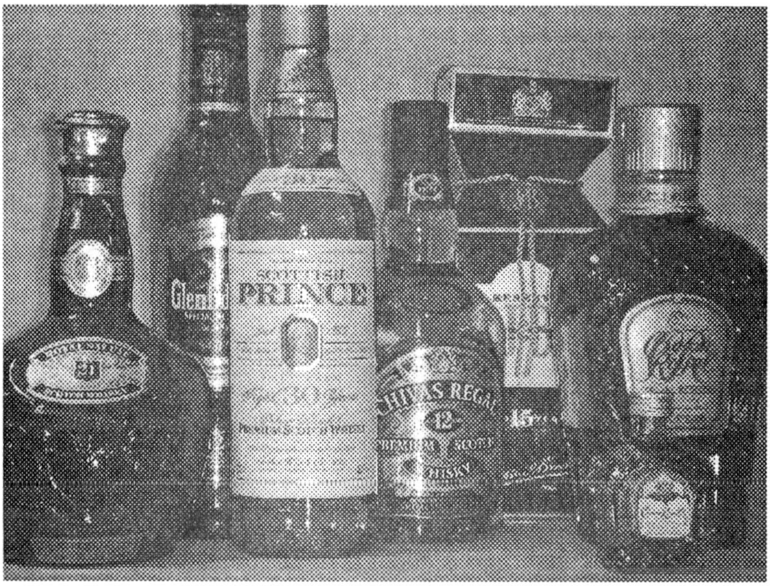

18세기에 스코틀랜드가 잉글랜드에 합병되어 대영제국이 건설되었을 때 정부에서 더 많은 세금을 거두어들이기 위해서 위스키에 많은 세금을 부과하자 주류업자들은 하일랜드의 산악지방에 숨어서 증류주를 만들었다. 이 때 그들은 맥아를 건조하기 위해 값이 싼 피트(peat:이탄)라는 연료를 사용하고 또 만들어진 술을 셰리(sherry)통 속에 담아 숨

겨두었는데, 후일 그것이 위스키의 독특한 맛과 품질을 향상시킨다는 사실을 알게 되었다. 바로 이것이 위스키를 숙성하게 된 동기가 되었다.

그때까지만 해도 사람들은 바로 증류한 맑은 빛깔의 위스키를 마셨으나 위스키를 숙성하게 된 후부터는 짙은 황금색과 깊은 맛을 가진 지금의 위스키와 같은 것을 마시게 되었다.

이처럼 위스키는 아일랜드에서 처음 시작되었지만 스코틀랜드에서 숙성을 통해 그 빛깔과 맛이 특징을 갖추게 된 까닭에 스코틀랜드를 뜻하는 스카치(Scotch)라는 말이 위스키의 대명사처럼 군림하고 있는 것이다.

현재 세계적으로 유명한 위스키는 스카치위스키, 아이리시 위스키, 아메리칸 위스키, 캐나다 위스키, 일본 위스키 등이며, 이들은 나름대로 독특한 특징을 가지고 있다.

피트(Peat:이탄:泥炭)

수생식물, 이끼류, 습지대의 풀 등이 지표 근처에 퇴적하여 생화학적으로 탄화한 것으로 토탄(土炭)이라고도 한다. 땅 속에 묻힌 기간이 오래 되지 않아 탄화 작용이 제대로 이루어지지 않은 석탄으로 목재와 갈탄의 중간에 있으며, 일반적으로 석탄과는 구분된다. 태울 때 연기가 많이 나서 별로 질이 좋지 않은 땔감이지만 맥아를 건조시킬 때 피트를 태우면서 열풍을 불어주면 피트의 독특한 냄새와 진한 색깔이 맥아에 스며들게 된다.

셰리(Sherry)

스페인에서 생산되는 강화 와인으로, 팔로미노(Palomino)라는 청포도를 주로 사용한다. 셰리는 화이트 와인을 만든 후 공기에 접촉시킨다. 그러면 표면에 효모막이 생기는데, 이것은 알코올을 분해하여 알데히드를 만든다. 향기가 독특하고 식욕을 자극하여 식전주로 사용한다.

2. 위스키의 증류(蒸溜)와 블렌딩(blending)

1) 위스키의 증류

1826년 로버트 스타인에 의해 연속식 증류기가 발명되었으며, 1831년에는 코페이가 이것을 개량, 특허를 획득하게 된다. 그래서 이렇게 만들어진 증류기를 종래의 단식 증류기(Pot still)에 반대되는 개념으로 연속 증류기(Patent still)라고 부르게 되었는데, 이때부터 위스키를 대량 생산할 수 있는 길이 열리게 되었다.

영국에서는 19세기경부터 옥수수를 주원료로 한 그레인위스키(Grain whisky)를 많이 생산했는데, 나중에는 보리로만 만든 몰트위스키(Malt whisky)와 혼합하여(blending) 현재 위스키의 주종을 이루는 블렌디드 위스키(Blended whisky)가 탄생하게 되었다.

당시 명성을 떨치던 브랜디(코냑:Cognac)가 포도에 기생하는 필록세라라는 병충해로 인해 생산이 거의 중단된 틈을 타서 이 블렌디드 위스키는 급속하게 발전하게 되었다.

2) 블렌딩(Blending)

Mix, 즉 섞다, 혼합하다는 용어와 같은 뜻을 지닌 블렌드(blend)는 위스키의 제조에서는 100% 맥아만으로 만들어져 향이 짙은 몰트위스키와 소량의 맥아에 옥수수 등 다른 곡물을 다량 섞어 만들어서 비교적 향이 약한 그레인위스키를 적당한 비율로 섞어서 상품화하는 것을 말한다.

이 블렌딩은 비단 위스키뿐이 아니고 와인이나 브랜디(속칭 코냑) 등 서양 술의 제품화에서 중요한 것이다.

각각 별개의 통에서 만들어진 술은 아무리 비슷한 여건을 갖춘다고 하더라도 그 맛과 향이 조금씩 차이가 난다.

그러나 제조된 술을 대량으로 상품화할 때는 각 병에 담기는 술의 질이 균일해야 하기 때문에 미리 여러 통의 술을 섞어서 일정한 맛과 향을 내도록 만드는 과정이 필요하다. 이것을 블렌딩이라고 하며, 이런 일을 하는 사람을 마스터 블렌더라고 한다.

3. 스카치위스키(Scotch Whisky)

1) 스카치위스키의 구분

스카치위스키는 원료와 제조 방법에 따라서 몰트위스키, 그레인위스키 그리고 블렌디드 위스키의 세 가지로 구분된다.

① 몰트위스키(Malt whisky)

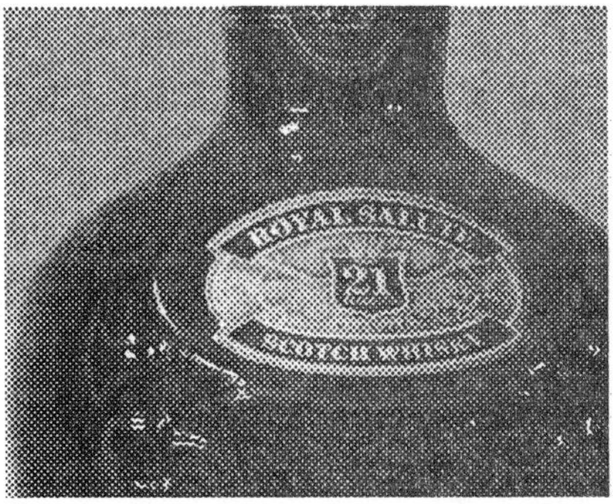

맥아만을 원료로 사용하며 맥아의 건조에는 피트(이탄:泥炭)를 태워 그 열풍으로 건조시키므로 진한 향기와 색깔을 갖는다. 몰트위스키는 단식 증류기(Pot still)를 사용하며 알코올 이외에 알데히드, 퓨젤 유, 에

스테르 등의 물질을 함유하는 것이 특징이다.

퓨젤 유(퓨젤 오일:Fusel oil)

녹말, 당류 등을 발효시켜 에틸알코올을 만들 때 그 정제 과정에서 생기는 황색 또는 갈색의 부산물을 말한다. 비중은 0.81~0.83이고 주성분은 이소아밀알코올 또는 황산아밀알코올이다. 그 밖에 이소 부틸알코올, n-프로필알코올 및 그 밖의 고급 알코올이 함유되어 있다. 그대로 쓰거나 아세트산에스테르(아세트산 퓨젤)로 만들어 알키드 수지, 니트로셀룰로오스 등 합성수지의 용재로 쓴다.

② 그레인위스키(Grain whisky)

발아된 맥아의 강한 당화력을 이용하여 소량의 맥아에 일반 곡물을 첨가, 함께 발효, 증류시킨다. 주로 옥수수가 많이 사용되며 감자, 고구마 등의 전분질 원료는 사용하지 않는다. 연속 증류방식에 의하여 대량으로 제조되므로 맛과 향이 거의 없는 위스키가 만들어진다. 이 그레인위스키는 단독으로 판매되는 경우는 거의 없으며 몰트위스키와 블렌딩하기 위한 목적으로 만들어진다.

③ 블렌디드 위스키(Blended whisky)

몰트위스키와 그레인위스키를 일정 비율로 혼합한 것으로 우리가 마시는 대부분의 위스키가 여기에 속한다.

위스키는 숙성되는 과정에서 각 통마다 맛과 품질이 조금씩 다르다. 그래서 상품가치를 지닌 일정한 맛과 향의 위스키를 만들기 위하여 서로 섞어 일정한 맛의 몰트위스키를 만든 후 거기에 그레인위스키를 혼합하여 일정 기간 재숙성 시킨 후 병에 담는다.

2) 스카치위스키의 증류와 숙성

① 증류

몰트 스카치위스키는 단식 증류기(Pot still)로 두 번 증류한다. 처음과 마지막에 나온 증류액은 알데히드나 퓨젤오일 등의 불순물이 많으므로 다시 증류하고 중간 부분의 것만 모아서 알코올 농도 60~65%로 조절한 후 통 속에 넣는다. 그레인 스카치위스키는 연속 증류기(Patent still)로 한 번에 증류한다.

② 숙성

증류기에서 막 나온 위스키는 무색투명하다. 이것을

셰리를 담았던 오크 통 또는 화이트 오크 통 속에 담아서 숙성시키게 되는데, 시간이 감에 따라 통속에서 여러 성분이 우러나와 색깔과 향기가 짙어지게 된다. 법적 숙성 기간은 3년 이상이다.

3) 여러 가지의 스카치위스키

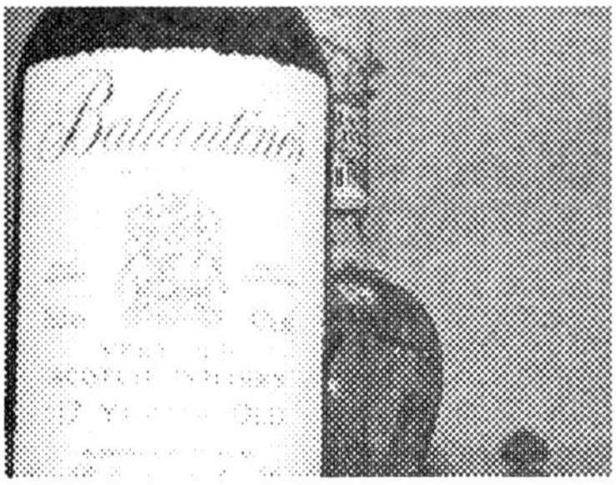

발렌타인(Ballantine), 로열 설루트(Royale Salute), 시바스 리갈(Chivas Regal), 커티 삭(Cutty Sark), 글렌피딕(Glenfiddich), 글렌리벳(Glenlivet), 제이 앤 비(J & B), 조니 워커(Johnnie Walker), 패스포트(Passport), 올드파(Old Par) 등이 유명한 스카치위스키들이다.

4. 아메리칸 위스키(American Whisky)

1) 스트레이트 위스키

① 버본 위스키(Bourbon whisky)

원료 중 옥수수의 함량이 51% 이상이 되어야 한다. 미국 위스키의 대부분을 차지한다.

② 라이 위스키(Rye whisky)

라이 보리가 51% 이상 함유된 위스키이다.

③ 콘 위스키(Corn whisky)

원료 중 옥수수의 함량이 80% 이상 되는 위스키를 말한다.

④ 테네시 위스키(Tennesee whisky) : 잭 데니얼스 (Jack Daniel's)

원료는 버본 위스키와 동일하나 증류 후 테네시에서 생산되는 목탄으로 여과한다. 위스키를 목탄으로 여과한 후 숙성하면 부드러운 맛으로 변한다.

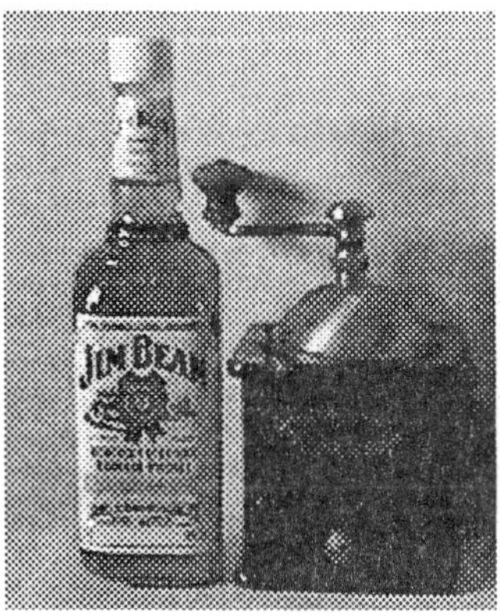

대표적인 미국산 위스키 짐 빔(Jim Beam)

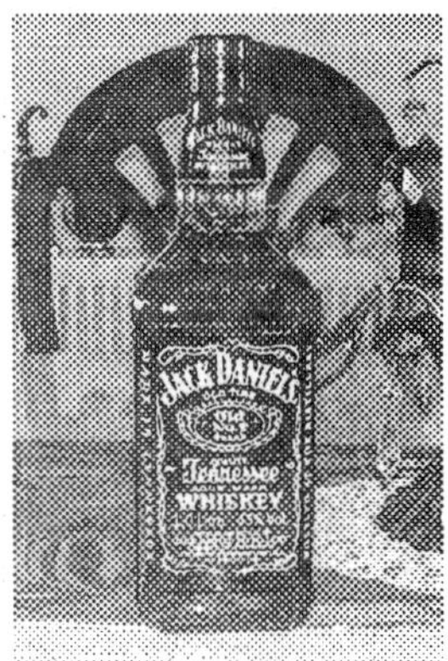

잭 데니얼스(Jack Daniels)

2) 블렌디드 위스키

스트레이트 위스키에 중성 알코올(Neutral spirit)을 섞은 것으로 스트레이트 위스키를 20% 이상 함유하고 있다. 버본 위스키를 기초로 블렌딩한 위스키를 블렌디드 버본 위스키(Blended Bourbon whisky) 또는 버본 위스키 어 블렌드(Bourbon whisky a blend)라고 표기한다.

중성 알코올(Neutral spirit)

우리나라의 소주 제조에 사용되는 주정처럼 곡물을 대량 발효시켜서 도수가 높고 알코올 고유의 냄새 이외에 다른 냄새나 색깔이 거의 없도록 만든 알코올을 말한다.

5. 아일랜드 위스키(Irish Whisky)

위스키의 발생지인 아일랜드에서는 원래 맥아와 보리만을 사용하여 정통적인 위스키를 생산해왔다. 아일랜드의 수질은 연수로 위스키 양조에 가장 좋은 조건을 갖추고 있다. 아일랜드 위스키는 3회에 걸친 증류를 하고 셰리 통에 넣어 평균 7년 정도 숙성시킨다. 최근에는 옥수수를 사용하고 연속 증류장치를 이용해서 수출용으로 만들고 있다.

유명한 아일랜드 위스키로는 제임슨(Jameson), 올드 부쉬밀스(Old Bushmills) 등이 있다.

6. 캐나다 위스키(Canadian whiaky)

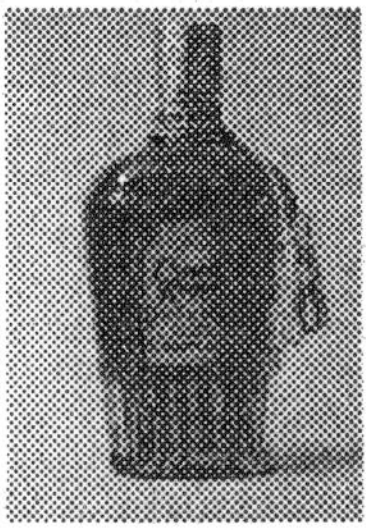

20세기에 들어 미국의 금주령 덕택에 캐나다 위스키가 급속히 발전하게 되었다. 캐나다는 좋은 품질의 보리와 밀이 많이 생산되고 맑은 물의 공급원이 많아 위스키 생산에 좋은 조건을 갖추고 있다.

캐나다산 위스키로 유명한 것은 캐나디언 클럽(Canadian Club), 크라운 로열(Crown Royal) 등이 있다.

7. 일본 위스키(Japanese whisky)

산토리 위스키와 니카 위스키는 일본에서 유명한 양대 위스키 회사이다. 산토리는 1923년 일본인으로서는 최초로 스코틀랜드에 유학하여 양조 기술을 배우고 귀국한 다케스루를 고용하여 '산토리 화이트' 라는 제품을 출시했다. 결과는 참담한 실패였지만 이에 굴하지 않고 다시금 '산토리 올드' 를 개발하여 성공을 거두었다. 이후 1934년에 다케스루는 산토리와 결별하고 니카 위스키를 창업하게 된다. 그는 스코틀랜드와 기후가 유사한 북해도의 요이치 시에 위스키 공장을 세웠고 그때부터 산토리 위스키와 니카 위스키는 숙명적인 경쟁을 벌이게 된다.

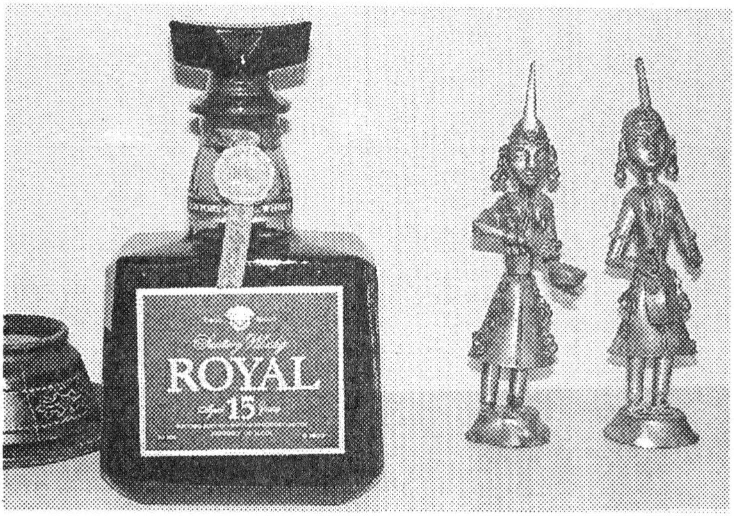

산토리위스키 로얄 15년산

1964년 도쿄 올림픽을 계기로 일본 위스키 업계는 대대적인 판촉을 벌였다. 이 때 산토리와 니카가 치열한 경쟁을 벌이는 과정에서 위스키의 소비가 크게 증가되었다. 산토리는 또 '미즈와리' 라고 하는 위스키를 물에 희석시켜 마시는 방법을 고안하여 위스키의 소비를 크게 증가시켰다.

니카는 최고의 품질을 지닌 정통 스카치위스키의 제

조법을 완벽하게 구현했다. 이들 두 회사의 치열한 경쟁으로 일본 위스키가 세계적인 위스키로 발돋움하게 되었다.

8. 우리나라의 위스키

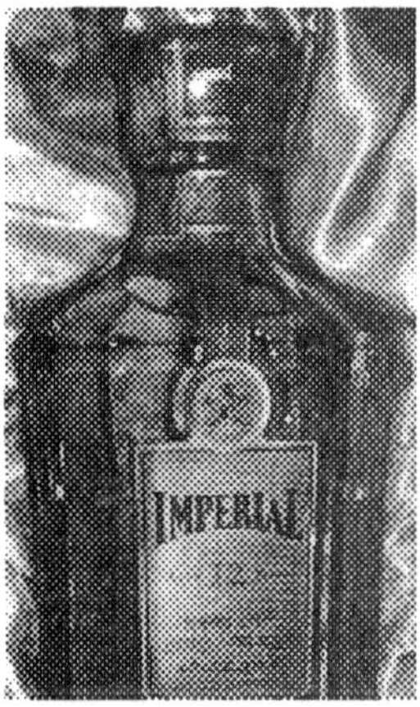

우리나라에서는 1976년 백화 양조, 진로, 해태산업 등에서 위스키 원액을 수입하여 국산 주정과 혼합하여 기타 재제주로 위스키를 생산하기 시작했다. 1984년에는 국산 보리를 원료로 한 그레인위스키가 제조되었으며, 88서울 올림픽을 전후하여 국산 위스키 원주와 수입 위스키를 블렌딩한 특급 위스키가 나왔다. 그러나 그 후 가격 경쟁력의 문제로 인하여 국산 위스키원주의 생산은 중지되었다. 현재 국산 위스키의 제조에 사용되는 원주는 전량 수입하여 쓰고 있다. 최근 몇 년 사이에는 수입 몰트위스키와 그레인위스키 100% 원액으로 국내에서 블렌딩한 고급 제품이 많이 나오고 있다.

우리나라에서 만들어진 초창기의 양주인 베리나인 골

드는 스코틀랜드 산 위스키 원액을 수입해서 소주 제조에 사용되는 것과 같은 국산 주정을 일정 비율 섞어서 팔았다. 스카치위스키 중에서도 맛이 부드러운 편에 속하는 발렌타인(Ballantine)을 모델로 하여 만들어진 것이 베리나인 골드였다고 한다.

그 후 100% 원액으로 만드는 위스키의 수입과 제조가 개방되면서 수많은 고급 양주가 시중에 팔리게 되었다. 최근에는 한국에서 위스키의 소비가 급성장하는 것을 보고 한국 사람들만의 입맛을 겨냥해서 특별히 블렌딩한 발렌타인이 따로 나올 정도가 되었다.

그 때 그 사람과 시바스 리걸

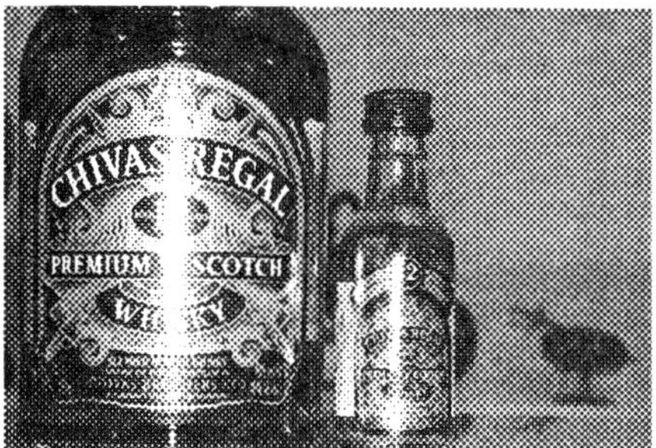

1979년 10월 26일 궁정동에 울린 몇 발의 총성으로 대한민국 역사의 한 페이지가 넘어가게 된다.

육영수 여사가 서거한지 몇 해 지나지 않아 박정희 대통령은 힘든 집권의 말년을 지나고 있었다. 국내의 혼란스러운 정세는 부마사태를 기점으로 더욱 악화되어 앞을 내다보기 어렵게 되었다.

그 혼란스러웠던 시절, 박정희 대통령이 부하 김재규의 총에 숨을 거둔 바로 그곳 궁정동의 안가에서 마지막으로 마신 술이 시바스 리걸(Chivas Regal)이었다고 한다.

당시에는 우리 국민들이 양담배를 피우거나 양주를 마시는 것은 불법이었다. 더구나 대한 뉴스에 자주 등장하는 박정희 대통령은 새마을 운동과 함께 늘 밀짚모자를 쓰고 농부들과 함께 막걸리를 마시는 서민 대통령의 이미지를 고수하고 있었기 때문에, 그가 연회장에서 양주를 마시다가 부하의 총탄에 쓰러졌다는 소식은 온 국민을 충격에 빠뜨렸다.

많은 우여곡절이 있었지만 그 충격은 세월이 그럭저럭 수습해주었다. 긴 시간이 흐르고 어렵사리 88 서울 올림픽을 치르면서 문화적 개방이 급물살을 타자 권력층의 전유물로 여겨졌던 양주나 양담배도 이제는 그저 흔한 물건으로 전락하고 말았다.

그 후 정권이 몇 차례 바뀌고 민주화의 물결이 온 나라에 범람하였다. 그렇지만 IMF 사태와 함께 나라가 경제적으로 흔들리고 또 국민들 사이에 좌우 이념의 문제로 사회가 혼란스러워지자 카리스마가 강했던 박정희 대통령의 지도력에 향수를 느끼는 국민들도 많이 생겨났다.

궁정동의 밤을 지켰다던 젊은 여가수의 애절한 선율 '그 때 그 사람' 과 함께 박정희 대통령은 정말 '그 때 그 사람' 으로 막을 내렸지만, 약 삼십 년이 지난 오늘날 그는 국민들의 마음속에 다시 화려한 부활을 꿈꾸고 있다.

천만 원짜리 위스키가 나왔다

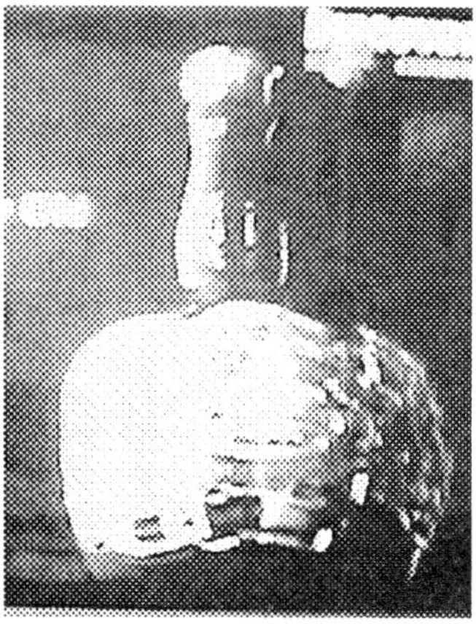

2003년 8월 스코틀랜드의 위스키 제조회사 시바스 브라더스는 로열 설루트 출시 50년을 기념하기 위해 50년 이상 숙성된 원액으로 제조한 "로열 설루트 50년"을 출시했다. 전 세계적으로 2백 55병을 한정 판매하는 이 귀한 스카치위스키는 우리나라에 20병이 배정되었다고 한다. 이 술은 병에 부착된 라벨이 순금으로 제작되었다. 최상류층의 극히 일부 사람들을 대상으로 한 이런 상품은 술 자체로서의 가치보다는 부와 명예의 상징으로 여겨질 가능성이 더 크다.

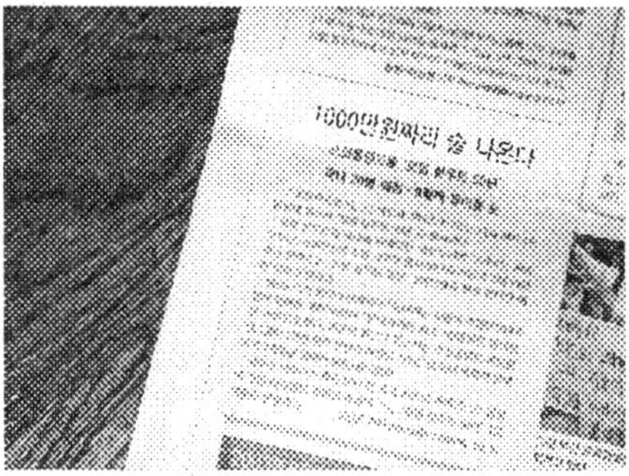

VI. 브랜디

1. 브랜디(Brandy)의 역사

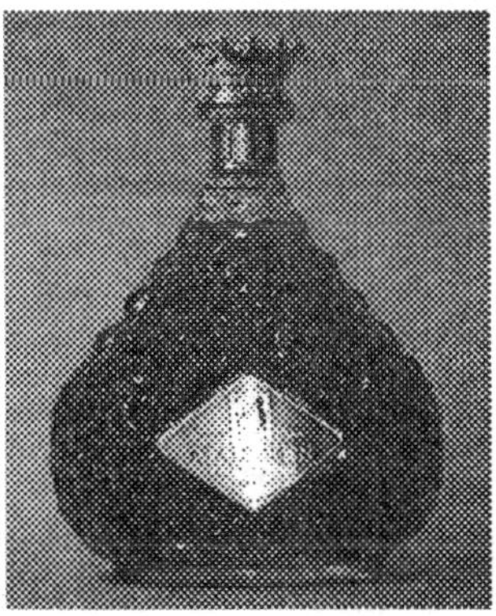

아랍의 연금술사들로부터 전래된 증류 기술은 프랑스에 건너가서 와인을 증류하는 데에 이용된다. 이렇게 와인을 원료로 하여 만들어진 증류주를 브랜디(Brandy)라고 부르는데, 어원은 Brandewijin으로 burnt wine 즉 태운 포도주라는 의미를 갖고 있다고 한다.

브랜디는 아일랜드나 스코틀랜드에서 위스키가 제조되기 시작한 13세기 경부터 프랑스에서 제조되었다.

프랑스의 포도 주산지는 보르도, 부르고뉴, 상파뉴, 코냑 그리고 알마냑 등인데, 이들 지방에서 생산된 와인은 영국 등지로 팔려나가고 있었다. 그러나 보르도 지방에서 생산된 와인에 비해 상대적으로 질이 낮은 코냑과 알마냑 지방의 와인은 판로를 찾지 못하고 대량으로 적체되는 사태가 벌어졌다. 이 때 상인들은 와인을 증류하여 보관하기 시작했는데, 뜻밖에도 이렇게 저장된 와인 증류주가 인기를 얻게 되어 코냑과 알마냑 지방은 브랜디의 생산지로 각광을 받게 되었다. 우리가 흔히 브랜디를 코냑(Cognac)이라고 부르는 것도 코냑 지방의 브랜디가 세계적으로 유명하기 때문이다.

2. 브랜디(Brandy)의 제조

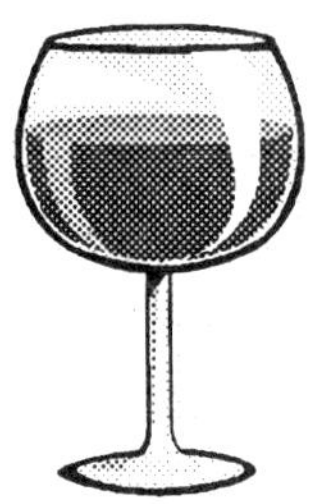

브랜디, 즉 코냑의 원주를 빚는데 사용하는 포도는 주로 셍떼 밀리옹(Saint-Emilion)이다. 이 포도로 빚은 와인은 신맛이 많이 나고 다른 와인에 비해 상대적으로 알코올 농도가 낮다. 그러나 이 와인을 전통적인 단식 증류기(Pot still)에서 2회 증류하면 약 70% 정도의 브랜디 원액을 얻게 된다. 이것을 오크통 속에 넣어서 숙성하게 된다.

코냑은 흰색의 오크통에서 숙성시키는데 알마냑(Armanac) 지방에서 생산되는 브랜디 즉 알마냑은 반연속식 증류기로 1회 증류한 후 50% 정도의 농도를 가진 원액을 검은색의 오크통에서 숙성시킨다고 한다.

3. 숙성기간에 따른 표시

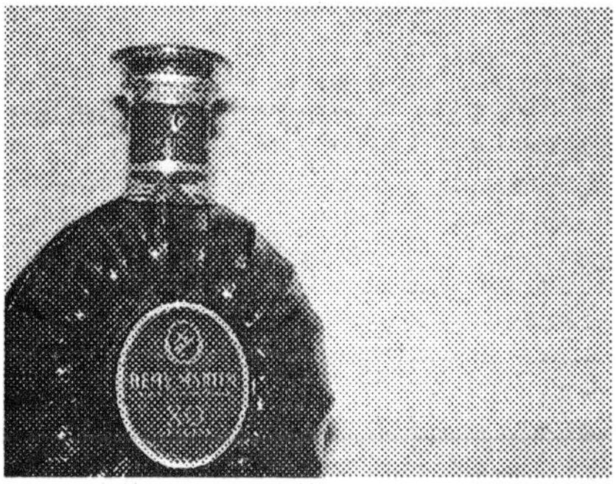

코냑과 알마냑의 브랜디는 콩트(Comte)라는 단위로 숙성 기간을 표시한다. 지난해의 와인이 완전히 증류가 끝나는 4월 1일을 콩트 0으로 표기하며 1년이 지나면 콩트 1이 되고 이런 식으로 매년 하나씩 공식적인 나이가 더해간다. 코냑이라는 이름은 최소한 콩트 1 이상의 브랜디에 붙여진다. 쓰리스타(★★★)는 콩트 2 이상, V.S.O.P.는 콩트 4 이상이어야 한다. 콩트 6 이상이면 X.O나 나폴레옹(Napoleon)으로 표기할 수 있다. 이상의 표기는 최소한의 숙성 기간만 만족시키면 얼마든지 붙일 수 있기 때문에 모든 회사의 '나폴레옹' 이란 이름을 가진 제품이 똑같은 등급을 가진 브랜디라고 말하기는 어렵다.

브랜드 숙성기간에 따른 표기의 의미

1) V.O. Very Old

2) V.S.O. Very Superior Old

3) V.S.O.P Very Superior Old Pale

4) X.O Extra Old

5) Napoleon

브랜디에서 나폴레옹(Napoleon)의 의미

1811년 나폴레옹은 재혼한 마리 루이스와의 사이에서 아들을 낳았는데, 그 해 포도 농사가 대 풍작을 이루었을 뿐 아니라 그 때 빚은 브랜디도 최고의 품질을 자랑하는 것이었다. 그래서 브랜디를 제조하는 업자들은 이를 기념하는 의미에서 자기들이 최고로 여기는 제품에 나폴레옹이라는 이름을 붙이게 되었다. 그러므로 각각 다른 회사에서 생산된 나폴레옹이 똑같은 품질을 갖고 있다고 말할 수는 없다.

4. 여러 가지의 브랜디

1) 코냑의 유명제품

오지에(Augier), 까뮤(Camus), 마르텔(Martell), 꾸르부와제(Courvoisier), 헤네시(Hennessy), 오타르(Otard),

레미 마르땡(Remy Martin) 등.

2) 알마냑의 유명제품

샤보(Chabot), 몽 루쥬(Mont Rouge) 등.

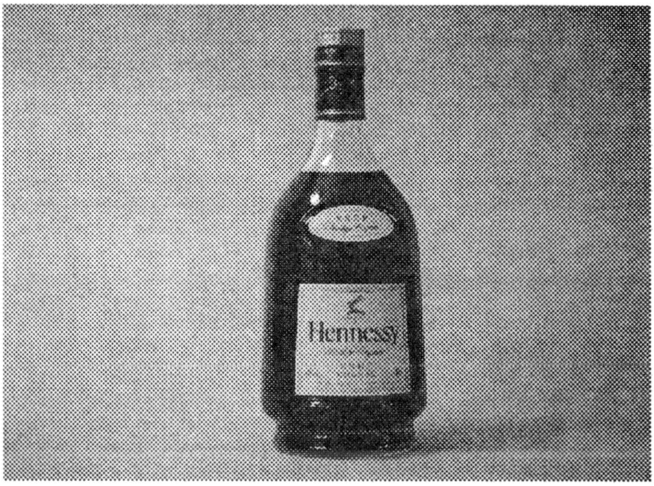

VII. 중국의 8대 명주

중국에는 현재 4천5백 여 종의 술이 있다. 중국에서는 전통적으로 수수(고량)를 이용해서 술을 많이 빚어 왔다. 수수는 보리처럼 싹이 틀 때 당화 효소가 많이 나오기 때문에 술을 만들기에 좋은 곡물이다. 또 다른 곡물에 비교해서 단백질 함량이 적기 때문에 이 수수로 만든 술은 숙취가 적다고 한다.

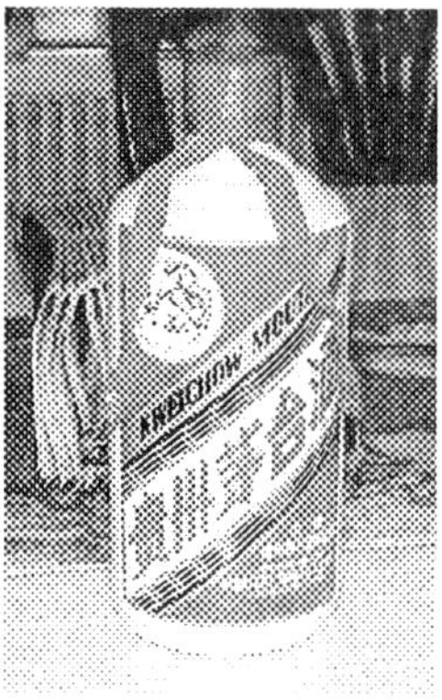

이 고량을 원료로 만들어 증류한 술은 무색투명하기 때문에 백주(白酒 : 빠이주)라고 불린다. 중국의 증류주는 서양의 오크통 속에서 숙성시키는 것과 달리 항아리에서 숙성시키기 때문에 아무리 오랜 시간이 흘러도 색깔이 변하지 않는다.

또 중국에는 5천 개 이상의 증류주 공장이 있다. 여기서 생산되는 증류주는 중국 정부에서 해마다 품평회를 개최하여 우수한 것을 수상하였는데, 이로부터 중국의 8대 명주가 등장하게 되었다.

명주(名酒)의 칭호를 얻은 8종의 술은 마오타이주(茅臺酒), 분주(汾酒), 오량액(五粮液), 죽엽청주(竹葉靑酒), 양하대곡(洋河大曲), 노주특곡(蘆酒特曲), 고정공주(告井貢酒), 동주(董酒) 등이다.

1. 마오타이(모대주 : 茅臺酒)

청나라 때 중국의 남서부 귀주성(貴州省) 인회현(仁懷縣) 모태진(茅台眞)에서 수수를 원료로 약 9개월이나 되는 긴 발효 기간을 통해서 만들어지는 중국의 명주이다. 일단 만들어진 후에는 다시 2~3년 간 숙성을 위해서 저장한다.

1915년 파나마 국제박람회에서 금상을 받은 적도 있는 마오타이는 여러 가지의 향기를 갖고 있으며 마신 후 빈 잔에서도 오랜 동안 그 향기가 없어지지 않는다. 알코올 함량은 약 52~55도 정도이다. 무색투명한 이 술은 특히 미국의 전 대통령 닉슨과 모택동이 미, 중국 국교정상화를 위해 만찬에서 건배했던 술로 유명하다.

2. 분주(汾酒)

천 5백 여 년의 역사를 자랑하는 분주는 알코올 농도 61도의 고농도 술로 빛깔이 말고 빛나는 것으로 유명하다.

3. 오량액(五粮液)

수수, 쌀, 찹쌀, 옥수수, 밀 등 5가지 곡물을 재료로 빚은 중국술로 명(明)나라 초기에 만들어진 백주(白酒)의 일종이다. 색깔이 맑고 투명하며 향기가 오래 지속된다. 알코올 농도는 60% 정도로 매우 높지만 맛이 부드럽다. 처음에는 여러 가지 곡식을 섞어서 만들었지만 5백 년 전쯤 재료가 5가지 곡식으로 고정되었다고 한다.

중국 쓰촨성(四川省) 이빈시(宜賓市)에서 생산된 것이 최고의 품질을 가진 것으로 인정받는다. 1956년 전국곡주질량품평회에서 1등을 차지하였으며, 중국의 증류주 가운데 판매량이 가장 많다. 미국의 지미 카터가 중국을 방문하였을 때, 덩샤오핑(鄧小平)이 만찬 자리에 이 오량액을 내놓았다. 오량액은 병의 뚜껑을 봉인한 종이에 국화 문양이 새겨져 있다.

4. 죽엽청주(竹葉青酒)

산서성(山西省)은 죽엽청주와 분주를 생산하는 중국술의 전통적 발원지 이다. 죽엽청주는 고량을 주원료로 각종 초근목피를 침투시켜 만든 술로 연한 노란색을 띠고 대나무 향을 느낄 수 있다. 48~50%의 도수를 갖고 있는 혼성주이다.

5. 양하대곡(洋河大曲)

강소성(江蘇省)에서 생산되는 알코올 농도 48도의 양

하대곡은 중국은 물론 국제평주대회에서서 여러 차례 수상한 경력이 있다. 양하대곡은 달고 부드러우며 연하고 맑고 깔끔한 향기 등 다섯 가지의 특색을 지니고 있는 술이라는 평을 하고 있다.

6. 노주특곡(蘆酒特曲)

알코올 농도 45도의 노주특곡은 4백 년의 역사를 지닌 사천성(四川省) 노주(蘆州)에서 생산되는 술이다. 향기가 짙고 순수한 것이 특징이다.

7. 고정공주(古井貢酒)

알코올 농도 45도의 고정공주는 1963년 동주와 함께 8대 명주의 반열에 오른 술이다. 안휘성에서 만들어지는 이 술은 고량, 소맥, 대맥, 완두를 주원료로 한다. 안휘성의 호주시는 삼국지에 나오는 조조와 명의 화타의 고향으로 유명하다. 조조가 안소성(安微省)에서 고정(古井)물을 사용하여 만든 이 술을 한제(漢帝)에게 조공으로 올려 칭찬을 받았다고 하여 고정공주(古井貢酒)란 이름이 유래 되었다고 한다.

8. 동주(董酒)

동주는 귀주성의 준의시에서 생산된다. 이 술은 양질의 고량을 주원료로 산속의 순수한 물을 사용하고 여기에 1백30종의 유명 약재를 첨가하여 만들어 깊은 향과 맛을 지니고 있다.

VIII. 스피릿츠(Spirits)

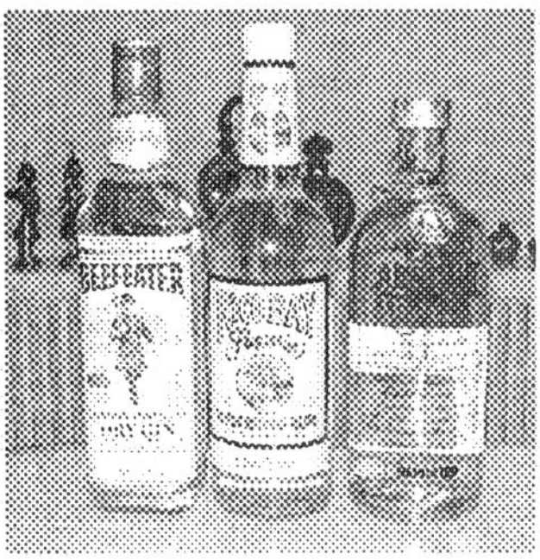

왼쪽으로부터 런던 진, 리코베이(미국산럼주), 앱솔루트보드카(스웨덴)

스피릿츠(spirits)란 정신(精神)이란 뜻이지만 주류 계통에서는 독한 술, 즉 도수가 높고 강한 증류주를 의미한다. 일반적으로는 위스키와 브랜디(코냑)를 제외한 증류주를 지칭한다.

진(Gin), 럼(Rum) 그리고 보드카(Vodka)가 대표적인 스피릿츠에 속한다.

1. 진

이뇨 효과가 있는 쥬니퍼 베리(Juniper berry:노간주나

무의 열매)를 넣어서 만든 증류주이다. 이것은 원래 17세기 중엽 네델란드 의사인 실비우스(Dr. Sylvius)에 의해 추출된 약용물질로서 처음에는 이뇨제, 건위, 해열제 등으로 사용되었다. 그 후 이 술은 영국으로 건너갔으며 다시 미국으로 건너가 칵테일의 베이스로 많이 사용되고 있다.

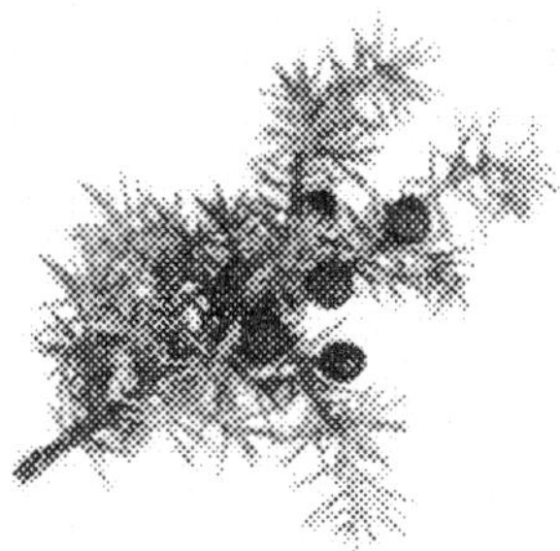

쥬니퍼 베리(Juniper berry)

1) 네델란드 진(Dutch Genever)

맥아에 옥수수, 라이 보리 등을 넣어 당화시킨 다음 발효시키고 증류한다. 그런 후 쥬니퍼 베리를 넣고 다시 증류한다. 홀랜드(Hollands) 혹은 쉬덤(Schiedom)이라고 부른다. 칵테일용으로 별로 쓰이지 않는다.

2) 런던 진(London Gin)

맥아와 옥수수를 주원료로 하여 그레인위스키를 만드

는 과정과 거의 비슷하게 하여 알코올의 농도를 90% 이상으로 올린다. 그 다음 물을 타고 쥬니퍼 베리 등을 넣고 다시 증류하여 제품화한다. 런던 드라이 진이라고 부르며 세계적으로 많이 생산하고 있다.

2. 럼

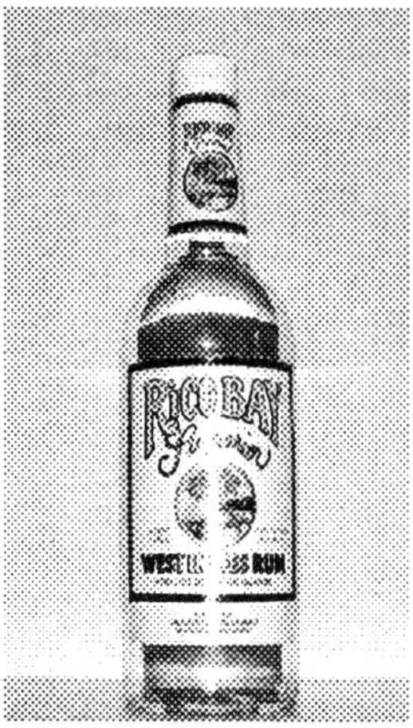

럼(Rum)은 사탕수수가 많이 나는 중앙아메리카 서인도 제도에서 만들어지는 것으로, 사탕수수로 설탕을 만든 후 남은 부산물(당밀)이나 사탕수수 즙을 알코올 발효시켜 44~45%의 알코올을 함유하게 만든 증류주이다.

럼주는 16세기 초 에스파냐에서 서인도제도의 바베이도스 섬으로 이주해 온 사람들에 의해 처음으로 만들어졌다. 당시에 이 술은 킬 데블(Kill devil:악마 죽이기)이라는 이름으로 불렸다고 한다.

그 후 자메이카에서 설탕 공업이 급속히 발달하면서 사탕수수와 당밀을 이용하는 증류 공업이 함께 발달하여 자메이카 럼이 널리 알려지게 되었다.

럼의 원료로는 사탕수수 즙, 당밀, 폐당밀 등이 사용된다. 일반적으로 사탕수수 즙을 원료로 만든 것은 라이트 럼(Light rum)이라고 하고 당밀을 원료로 만든 것은 헤비 럼(Heavy rum)이라고 한다. 중간 타입으로 미디엄 럼(Medium rum)이 있다. 헤비 럼은 색깔이 짙고 향미가 강한 술이며, 자메이카 럼이 대표적이다. 미디엄 럼은 헤비 럼보다도 색깔이 열고 향기도 약하다. 남아메리카의 가이아나 지방에서 생산되는 데메라라 럼이나 서인도제도의 마르트니크 섬에서 생산되는 마르트니크 럼이 유명하다. 라이트 럼은 쿠바 섬의 쿠반 럼, 푸에르토리코의 푸에르토리칸 럼이 알려져 있다.

럼은 카리브해 연안의 해적들이 많이 마셨으며, 만성 알코올의존증 환자들이 일정 기간 금주 후에 일으키는 알코올 금단성 간질(Rum fit)을 특히 잘 일으키는 술로 알려져 있다.

당밀(Sugar Cane Molasse)

사탕수수 즙을 농축시켜 설탕을 분리하고 남은 액체를 당밀이라고 한다. 이 당밀은 높은 당분을 함유하고 있어서 주정발효에 이용하면 좋은 원료가 된다.

3. 보드카

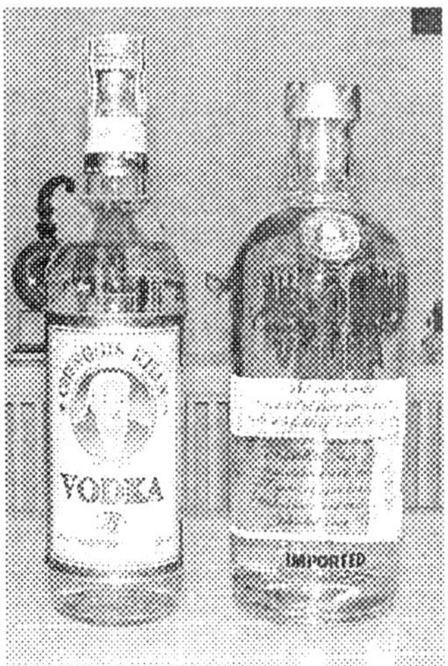

보드카(Vodka)는 러시아의 대표적인 증류주로서 보통 40% 이상의 강한 알코올을 함유하고 있어서 주로 칵테일의 베이스로 사용되는 증류주이다.

보드카는 러시아어로 물이라는 뜻을 가진 보다(voda)에서 나온 말이다. 이것은 러시아에서 약 14세기 초부터 만들어져 왔으며, 최근에는 칵테일이 많이 발전하면서 미국이 가장 많은 보드카를 생산하는 나라가 되었다.

보드카의 원료는 감자, 보리, 옥수수, 밀 등 다양하다. 원료를 찐 뒤에 맥아를 사용하여 당화 과정을 거치게 한 후 발효시켜 고성능의 연속식 증류기로 증류하여 약 95% 정도의 순수한 중성 알코올을 얻는다.

그런 후 알코올 농도를 40~50%정도로 조절한 후 자작나무 등으로 만든 활성탄을 채워 넣은 장치를 통과시키면 여러 가지 불순물에서 나는 냄새와 맛이 거의 걸러진 순한 보드카가 나온다. 이것은 위스키나 브랜디와는 달리 스테인

리스 통이나 법랑 통에 넣어 저장한다.

IX. 리큐르

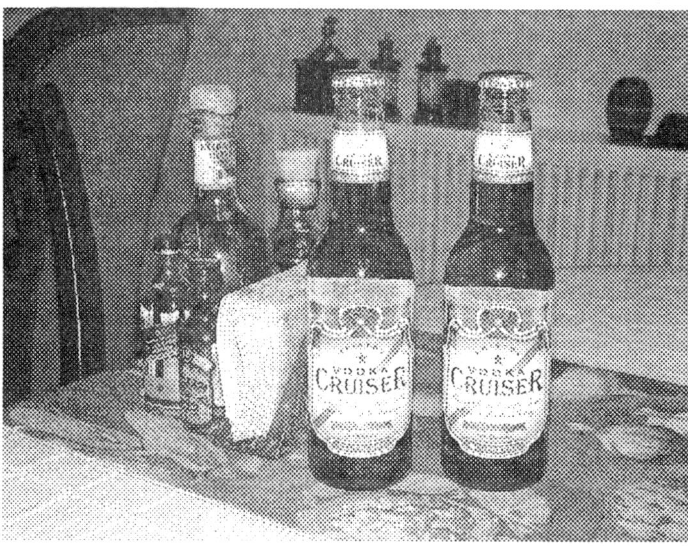

리큐르란 양조주와 증류주 등의 기본주에 풀뿌리, 나무껍질, 열매, 꽃 등을 넣고 기타 향미료 및 착색료, 당류를 배합하여 만든 혼성주를 총칭하는 말이다. 리큐르는 액화된 것을 의미하는 라틴어 liquor에서 유래하며, 영국에서는 코디알(cordial)이라고도 한다.

제법은 침지법, 증류법, 에센스법의 3종으로 나뉜다. 원료면에서는 열매껍질, 열매계, 종자계, 꽃계, 초본계 등이 있다.

제4장

알코올의존증

I. 알코올의 특징

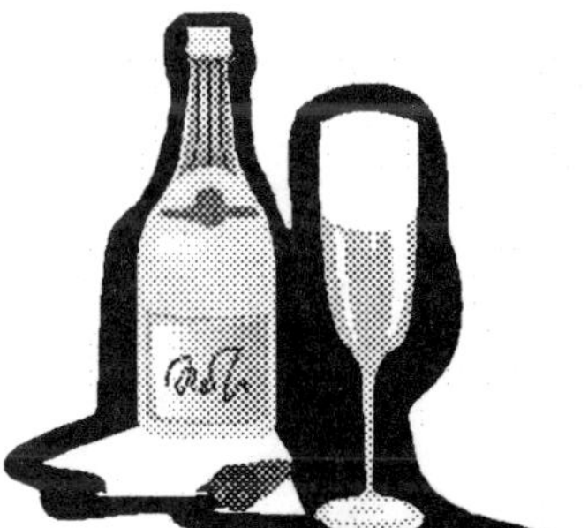

아일랜드의 게일 사람들(Gaelic)은 위스키를 우스케보(Usquebaugh)라고 불렀다. 그것은 즉 생명의 물(Aqua Vitae :Water of life)이라는 의미를 가지고 있었다. 마시고 취하면 기분이 들뜨고 힘이 나기 때문에 술은 특별한 것으로 여겨졌다.

아라비아의 증류 기술이 중세 유럽에 처음 전해졌을

때 도수가 높은 증류주는 생산량이 적어서 귀족들만 그것을 누릴 수 있었다고 한다. 한 때 증류주는 술이라기보다는 질병의 치료약(remedy)으로 취급되기도 했다.

그러나 현대에 이르러서 알코올의 치료적 가치는 사회적 가치에 훨씬 미치지 못 한다. 현재의 알코올은 사교적인 모임에서 또는 개인적인 취향으로서의 음주의 역할로 쓰이는 것이 거의 전부라고 할 수 있다.

알코올은 지속적으로 복용하면 그 자체의 약물학적 특성으로 인하여 내성(耐性)과 습관성(習慣性)이 생긴다. 또 사람들이 알코올을 오랜 기간 동안 많이 마시고 습관화되면 그것이 주는 이로운 점보다는 해로운 점에 훨씬 많은 영향을 받게 된다. 우리가 오랜 기간 동안 술을 마심으로써 발생할 수 있는 여러 가지의 병리적 현상들은 알코올의 화학적인 특성에 기인한다. 알코올(C_2H_5OH), 즉 술이 가지고 있는 특징은 다음과 같다.

1. 알코올은 영양소가 거의 없다.

알코올은 1그램 당 7칼로리의 높은 열량을 갖고 있으나 인체가 살아가는데 필요한 영양소가 거의 없다. 따라서 과량 복용하면 식욕이 떨어지고 영양실조에 빠진다. 과일이나 곡식을 발효시켜 바로 만든 발효주의 경우에는 소량의 단백질과 당분, 미네랄, 비타민 등이 들어 있긴 하지만 사람들이 주식으로 하는 밥이나 빵에 비교할 바가 못 된다.

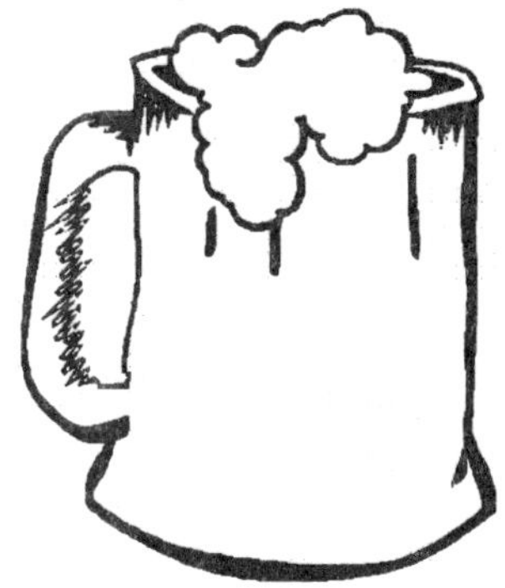

"맥주 천 CC가 밥 한 그릇과 같다"는 말이나, 맥주가 액체로 된 빵이라고 말하는 것은 단순히 알코올을 섭취한 후 발생되는 열량만을 비교한 것이다. 따라서 식사를 거르고 계속 술만으로 열량을 공급하게 되면 각종 영양분의 결핍 증상이 와서 인체는 심각한 문제에 부딪치게 된다.

더구나 우리나라 서민들이 즐겨 마시는 희석식(稀釋式) 소주는 비교적 저렴한 원료로부터 알코올 발효가 일어나면서 생성된 알데히드(aldehyde)나 타닌(tannin) 등 여러 가지의 바람직하지 못한 성분을 걸러내기 위하여 고도의 정제 과정을 거치기 때문에 인체에 필요한 영양소가 남아 있을 여지가 거의 없다.

게다가 알코올이 간에서 분해되는 동안 조효소로 비

타민 B군, 특히 티아민(thiamin:vitamin B_1)이 많이 필요하게 되는데, 안주를 먹지 않고 소주 등의 독한 술을 마실 경우에는 오히려 체내에 저장되어 있던 비타민을 끌어다 이용함으로 인해서 체내에 심각한 비타민 결핍 증상을 일으키게 된다.

2. 알코올은 중추신경의 억제제이다.

때때로 술을 마시고 해방감을 느끼거나 말이 많아지며 쉽게 흥분하는 증상을 보이는 사람이 많아 알코올을 흥분제로 생각하기 쉬우나 사실은 그 반대이다. 고등동물의 대뇌 피질은 수질로부터 나오는 동물적 행동을 억제하는 기능을 하고 있는데, 알코올은 이 고도의 억제 능력을 마비시킴으로써 거친 말이나 행동이 여과 없이 나오게 한다.

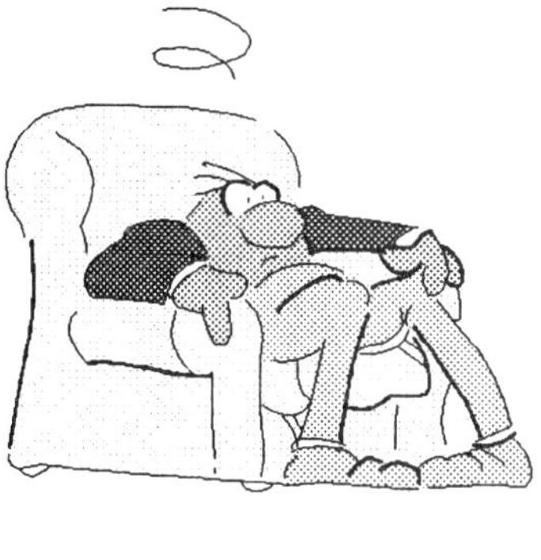

처음 술을 마시기 시작할 때 사람들은 일상의 걱정과 불안으로부터의 해방감을 느낀다. 그러나 계속해서 술을 마시면 대뇌 수질까지도 억제를 받아 모든 정신 활동이 정지하고 잠에 취하게 된다. 더욱 계속 마시면 생명 연장에 필요한 기초적인 뇌의 활동이 방해받아 호흡정지로 사망하게 된다.

3. 알코올은 이상 행동을 유발한다.

때로 알코올 섭취는 평소의 그 사람의 말이나 행동과는 전혀 다른 이상 행동에 빠지게 할 수도 있다. 평소 자신의 주량에 비해 짧은 시간 내에 많은 양의 술을 마셨을 때, 만성적인 신체 질환, 예컨대 간 경화증을 앓고 있는 사람 등의 경우에, 일시적으로 극심한 피로에 노출되었을 때, 때로 알코올 특이성 중독(Idiopathic alcohol intoxication)이라는 특별한 질환이 있는 사람의 경우에는 자신의 의도와 전혀 다른 말과 행동을 할 수 있다. 대개 취중에 나오는 이 행동은 다른 사람을 당혹하게 하거나 공격적인 행동을 함으로써 심각한 결과를 초래할 수 있다.

4. 알코올은 성격의 변화를 일으킨다.

십 년 이상 만성적으로 술을 마시는 사람에게서 알코올은 필연적으로 성격의 변화를 가져오고 때때로 인격을 황폐화시킨다. 만성적인 알코올 섭취에 의한 성격 변화는 결코 바람직한 방향으로는 일어나지 않고, 원래 그 사람이 가지고 있던 독특한 편견이나 이상 행동을 강화하는 방향으로 일어나게 된다.

5. 알코올은 간에 치명적인 영향을 준다.

알코올은 섭취 후 위와 장에서 신속히 흡수되어 신체의 모든 장기에 고루 퍼져 나간다. 알코올은 주로 간에서 대사되는데, 지나치게 음주를 하면 간세포의 알코올 해독 능력을 넘어서게 되어 알코올성 간염, 지방간 등의 알코올성 간장 질환이 온다. 더욱 진행되면 간 경화증이 오고, 이후에는 간암으로 진행하게 된다.

6. 알코올은 심리적, 신체적 의존 및 금단증상을 일으킨다.

술을 습관적으로 마시던 사람이 갑자기 술을 끊으면 불안해지고 때로는 공포감을 느끼며 정서적으로 혼란을 경험하게 된다. 잦은 기분의 변화로 변덕스러운 사람이 되기도 한다. 신체적으로는 손발을 떨거나 식은땀을 흘린다. 불면증에 시달리기도 하고, 이런 증상이 심해지면 진전섬망을 경험하게 된다.

계속해서 술을 마시면 취해서 약속을 잊어버린 정도

의 가벼운 실수로부터 시작하여, 시간이 흐를수록 점점 성격상의 변화를 일으킬 뿐 아니라 우울증, 정신병까지 유발하고, 심지어는 제 삼자의 도움이 없이는 거의 일상생활을 영위하기 어려운 알코올성 치매에 이르기까지 다양한 형태의 병리적 현상을 만들어 낸다.

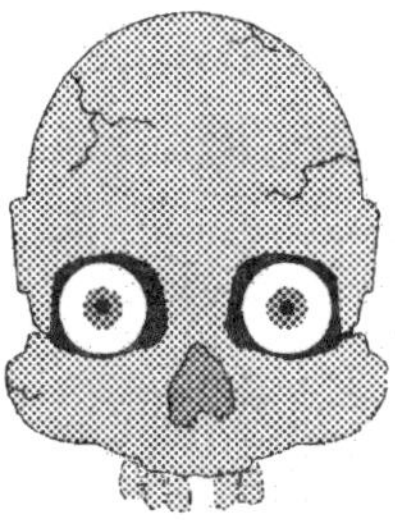

현대는 양조 기술의 발달로 도수가 높은 증류주를 대량으로 생산하고 싸게 소비하는 시대이다. 그래서 알코올의존증 환자는 세계 도처에 널리게 되었다. 더구나 개인적 교통수단의 대중화로 많은 사람들이 자가 운전을 하는 시대에 취기를 자제하지 못하는 사람들은 자칫 자신 뿐 아니라 남의 목숨까지도 위협하는 상황이 된 것이다.

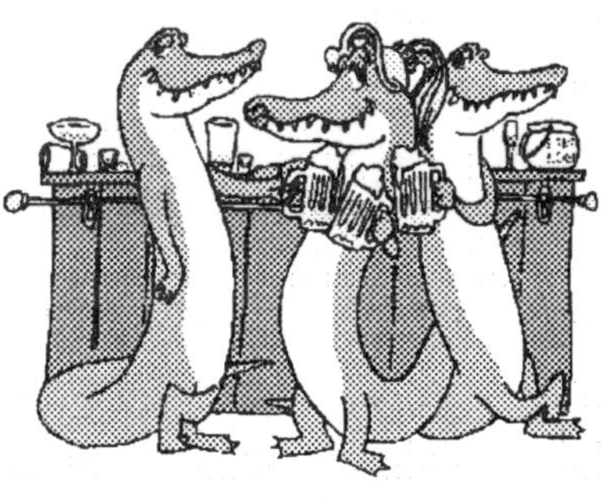

이제 왜 알코올이 사람들에게 그런 변화를 일으키게 하는지 그것을 과학적으로 분석하고 예방하며, 알코올의존증에 이환된 환자를 성공적으로 재활하도록 도

와주는 노력이 필요한 시대가 왔다.

II. 알코올의 흡수와 대사

1. 알코올의 흡수

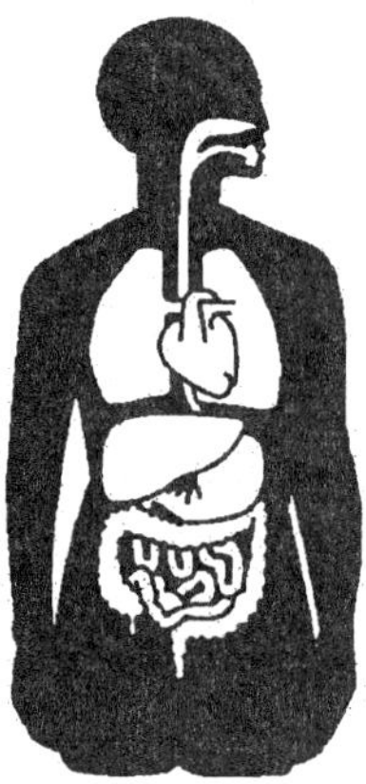

섭취한 알코올의 약 10%는 위벽으로부터 흡수되고 나머지는 소장에서 흡수된다. 알코올 혈중 농도의 최고치는 약 30분에서 90분 사이에 도달하는데, 이것은 공복일 때, 그리고 급히 술을 마셨을 때 빨라지게 된다.

마시는 알코올은 그 농도가 15~30%(30~60 proof)일 때 가장 빨리 흡수된다. 샴페인이나 탄산수를 탄 알코올을 마셨을 때 가장 빨리 흡수된다는 주장도 있으나, 그것은 확실하지 않다.

인체에는 급히 마신 술에 대해 인체가 침식당하는 것을 막기 위한 방어 장치가 있다. 그것은 위장 내의 알코올 농도가 급하게 올라갈 때 위벽으로부터 점액을 분비하여 알코올의 농도를 낮추는 한편, 위장으로부터 소장으로 내려가는 관문인 유문(pylorus)을 닫아서 알코올이 소장 벽을 통하여 흡수되는 것을 지연시키는 것이다. 동시에 위장관의 경련을 일으켜 오심 구토를 유발, 마신 술을 밖으로 내보내기도 한다.

그러나 한 번 혈류에 흡수된 알코올은 신속하게 온몸의 모든 조직으로 퍼져나가게 된다. 알코올에 의해 취하는 효과는 혈중 농도가 올라갈 때가 혈중 농도가 떨어져 갈 때에 비해 월등히 높다.

2. 알코올의 대사

체내에 흡수된 알코올의 90%는 간의 산화 과정을 통하여 분해되고 나머지 10%는 신장과 폐를 통하여 그대로 배출된다.

인체는 시간당 10~34mg/dL(평균 15mg/dL)의 알코올을 분해할 수 있다. 또 인체는 시간당 보통 40%(80 proof)의 알코올 3/4온스를 처리할 수 있다. 그러나 자주 술을 마시는 사람의 경우에는 간 효소가 활성화되어 있어 좀 더 빨리 분해하는 경향이 있다.

알코올은 ADH(alcohol dehydrogenase:알코올 탈수소효소)라는 간 효소에 의해서 아세트알데히드(acetaldehyde)로 분해가 되는데, 이것은 다시 알데히드 탈수소효소(aldehyde dehydrogenase)라는 효소에 의해 아세트산으로 바뀐 후 물과 이산화탄소가 되어 우리 몸을 빠져나간다. 이 가운데 아세트알데히드가 바로 숙취를 일으키는 물질이다.

혐오요법

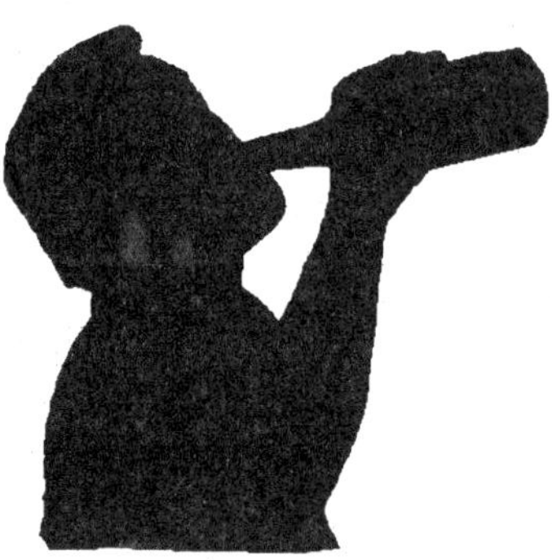

술 끊는 약으로 알려진 다이설피람(disulfiram:알콜빙, 알콜스톱)은 알코올의 대사 과정 중 알데히드 탈수소효소(aldehyde dehydrogenase)를 억제하여 체내 아세트알데히드의 농도를 높인다. 그래서 이 약을 먹고 있는 동안에 술을 마시면 체내에 독성 물질인 아세트알데히드의 농도가 급격하게 올라가 혈관 확장에 따른 홍조, 심계항진, 저혈압 등 고통스러운 알데히드의 독성 반응을 경험하게 된다. 알코올의 혐오스러운 부작용을 경험하게 한다하여 혐오요법(嫌惡療法)이라 한다.

III. 알코올의 약리학적 작용

1. 알코올의 국소 작용

알코올은 세포의 원형질(protoplasm)을 응고, 탈수시키는 수렴제로서 작용한다. 또한 벗겨진 피부나 점막에 자극을 준다. 알코올의 농도가 높을수록 그 작용은 더욱 심하다.

1) 피부

피부에 닿으면 알코올은 증발하면서 열을 빼앗아간다. 그래서 보통 열을 떨어뜨릴 때 알코올 스펀지를 사용하는 것이다.

2) 점막

알코올의 자극성은 일반적인 피부보다는 점막에서 더욱 심하다. 그래서 농도가 높은 술을 마시면 위 점막에 심한 염증을 일으킬 수 있다.

3) 피하조직

알코올을 피하에 주사하면 처음에는 심한 통증을 일으키지만 곧 마취 상태가 된다. 그래서 삼차신경통과 같은 심한 통증을 유발하는 질병이 있을 때 통증을 차단할 목적으로 신경 주위에 주사하기도 한다.

4) 말초신경

알코올은 말초신경에서 나트륨(sodium) 이온이나 칼륨(potassium)이온 전도의 최고치를 낮추어 말초 신경 전도를 차단한다. 말초 신경 전도의 차단은 중추 신경 전도의 차단보다 훨씬 높은 혈중 농도(5~10%)에서 나타난다.

2. 알코올이 중추신경계에 미치는 작용

중추신경계(Central nervous system:CNS)는 신체의 다른 어떤 기관보다도 알코올에 민감하게 반응한다. 어떤 사람들을 알코올을 흥분제로 생각하고 사용하기도 하지만, 알코올은 처음 섭취할 때나 과량 섭취할 때나 똑같이 중추신경계의 억제제로 작용한다. 술을 마신 후 흥분하고 자극받는 것처럼 보이는 것은 평소에 원시적인 사고나 행동을 억누르고 있던 뇌의 억제 조절 기전이 마비되어 뇌의 여러 영역에서의 활동이 여과 없이 밖으로 표출되기 때문이다.

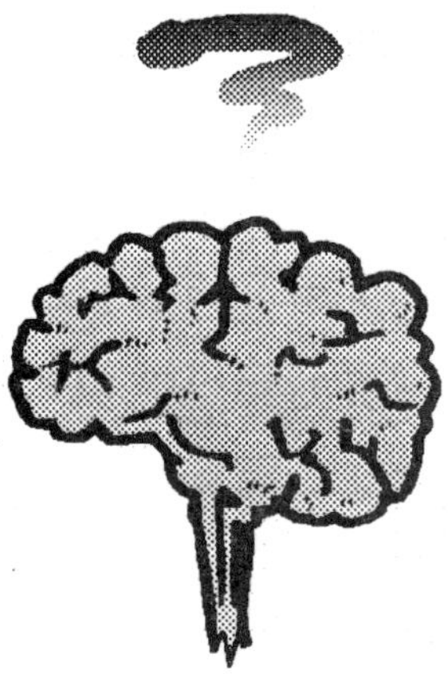

전기 생리학적인 연구에서 알코올은 다른 전신 마취제와 똑같이 뇌의 최고 통합 기능에 가장 먼저 억제제로 작용한다는 것이 밝혀졌다. 특히 망상 활성계(Reticular activating system)의 다발성 신경근 연접(Polysynaptic structure)과 특정 부위의 뇌 피질이 특별히 민감한 것으로 알려졌다. 그리하여 대뇌 피질은 그것의 통합 조절로부터 억제가 풀리게 된다. 그 결과 사고와 관련된 여러 과정이 혼란에 빠지고, 수의 운동의 원활한 작동이 점점 불가능하게 된다.

처음 영향을 받는 사고 과정은 이전의 훈련과 경험에 의해 성취된 절제와 자기 통제력이다. 옳고 그름을 구분하는 섬세한 능력의 정도, 기억력, 집중력 그리고 통찰력 등이 무뎌지고 점차 소실하게 된다. 그는 점점 자기 확신에 차고 개방적이 되어가며 명랑해지게 된다. 말은 더욱 유창하고 재기(才氣)에 차게 된다. 때로 감정의 기복이 심해지고 조절이 불가능할 정도가 되며 폭발하기도 한다. 이런 정신적인 변화는 지각과 운동의 장애와 동반된다.

척수 반사(Spinal reflex)는 술을 마신 직후에는 중추 신경계의 억제(Central inhibition)로부터 풀리기 때문에 항진된다. 그러나 이런 항진된 반사는 계속 술을 마시면 점차 느려지고, 마지막에는 전신 마취를 한 것처럼 완전히 소실된다. 이런 상태, 즉 외과적 수술을 할 수 있을 정도로 전신적인 마취가 일어나는 정도와 호흡 억제가 심해져서 사망에 이를 수 있는 정도의 사이에는 거의 차이가 없다.

일반적으로 중추신경계에 작용하는 알코올의 효과는 알코올의 혈중 농도와 비례한다. 보통 그 효과는 혈중농도가 증가할 때가 낮아질 때보다 더욱 두드러지게 나타나게 된다. 위장관으로부터 알코올의 흡수가 빠르면 적은 양의 알코올을 섭취해도 혈중 농도는 급격하게 올라가게 된다.

만성적으로 에탄올을 섭취하는 것은 심각한 신경학적 질병과 정신과적 질병을 일으키게 된다. 에탄올에 의한 직접적인 뇌 세포의 손상. 기억력의 감퇴, 수면 장애, 때로는 알코올에 의해 유발되는 정신병이 생길 수 있다.

또 만성적으로 알코올을 섭취하면서 음식물을 제대로

먹지 않는 경우 또는 만성 알코올의존증 환자들에게서 잘 생기는 위장관 흡수장애로 영양과 비타민이 결핍되는 경우 베르니케 뇌증(Wernicke's encephalopathy), 코사코프 정신병(Kosakoff's psychoisis), 다발성 신경염, 니코틴산 결핍성 뇌증 등 신경정신과적인 질병을 유발할 수 있다.

1) 알코올에 의한 뇌의 생화학적 변화

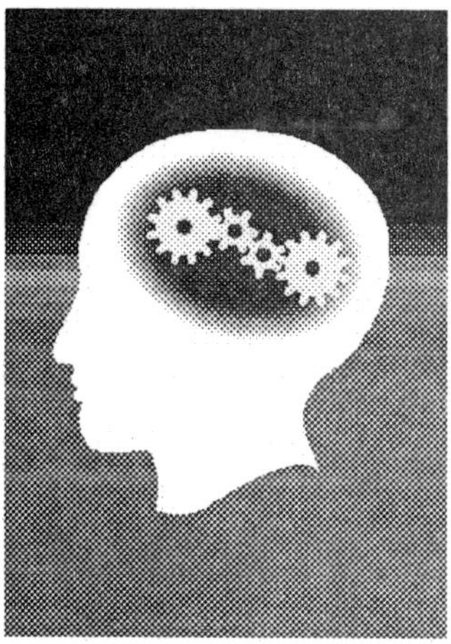

다른 습관성 약물들은 대부분 뇌 안에 수용체가 밝혀져 있으나 알코올에서는 그 효과를 전달하는 단독 수용체가 밝혀져 있지 않다. 가장 오랫동안 인정받아 왔던 것은 세포막 지질 가설(Membrane lipid hypothesis)이다. 이 가설은 짧은 기간 동안 알코올을 마시는 경우에 알코올이 자신을 세포막 사이에 끼워 넣음으로써 세포막의 유동성(fluidity)을 증가시켜 알코올의 약리학적 효과를 나타내는 반면(급성 중독효과), 장기간 알코올을 마시는 경우는 세포막의 유동성이 오히려 낮아져서 상당한 양의 알코올을 투여해도 알코올의 약리학적 특성이 나타나지 않는다(내성)는 이론이다.

최근 연구는 알코올의 효과와 관련한 특정 표적세포(Specific molecular target)에 관심이 집중되고 있다. 가장 관심을 집중시키는 것은 이온 채널(ion channel)에 대한 알코올의 효과이다. 이 연구는 니코틴 아세틸콜린(Nicotinic acetylcholine), 제 3형의 세로토닌(5-HT_3), A형의 GABA($GABA_A$) 수용체에 관계된 이온 채널의 활성이 알코올에 의해 강화되는 반면, 글루탐산 수용체(Glutamate receptor)와 전하 수문(Voltage-gated) 칼슘 채널에 관련된 이온 채널의 활성은 알코올에 의해 억제된다는 것이다.

2) 알코올에 의한 행동의 변화

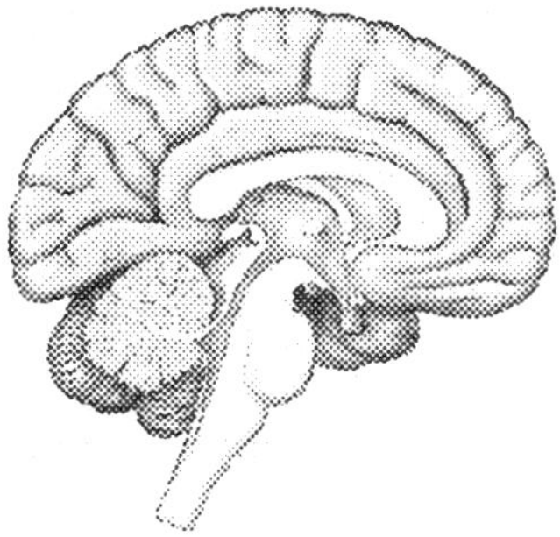

알코올은 바르비투르산염(barbiturate)이나 벤조디아제핀(benzodiazepine)처럼 뇌에 억제제로 작용하며, 이들에 대해 교차내성과 교차의존성을 갖는다.

혈중 알코올 농도가 0.05%에 달하면 사고, 판단, 자제력이 느슨해지며 때로는 혼란에 빠진다. 혈중 농도가 0.1%에 달하면 수의 운동이 눈에 띄게 느려지고, 0.2%에 달하면 뇌의 운동 중추 대부분이 상당한 정도로 억제된다. 이 때 감정을 조절하는 중추 또한 영향을 받는다. 혈중 농도가 0.3%를 초과하면 보통 혼동상태가 오고 무감각해지거나 마비가 온다. 0.4 또는 0.5%에 도달하면 혼수상태에 빠진다. 그 이상의 농도에 도달하면 보통 호흡과 심장 박동에 관계되는 뇌의 중추가 침범을 당해 호흡 억제로 사망하거나 토물을 흡입하여 질식사하게 된다. 그러나 오랜 기간을 통해 만성적으로 알코올을 마셔온 사람의 경우는 실제 혈중 농도가 훨씬 높음에도 불구하고 표면상으로는 덜 취한 것처럼 보이는 것이 보통이다.

3) 알코올이 수면에 미치는 영향

보통 저녁에 술을 마시면 빨리 잠에 취하게 된다. 그렇지만 술을 마시고 잠이 들면 그 수면은 질적으로 좋지 않은 상태가 된다. 알코올은 REM 수면(급속 안구 운동 수면)과 제 4기 수면을 감소시켜 깊은 잠에 들지 못 하게 하고 수면 중 자주 깨게 만든다. 그러므로 가끔 술을 마시면 수면 유도에 도움을 주기는 하지만, 계속해서 술을 마시고 잠을 청하면 자고 나서도 잔 것 같지 않은 느낌에 빠지게 된다.

급속 안구 운동 수면 (REM : Rapid eye movement sleep)

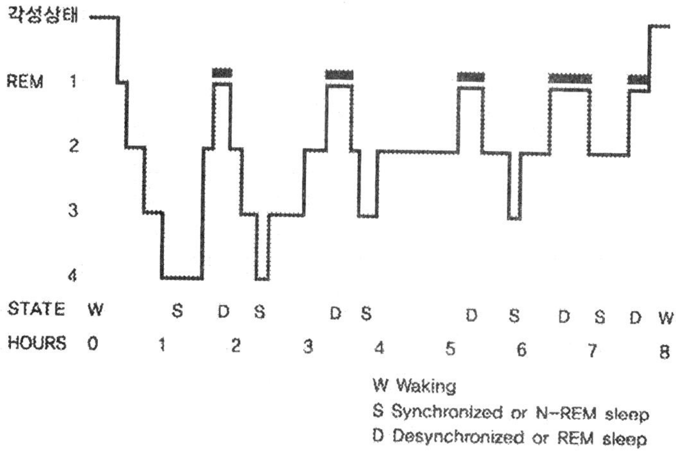

수면은 두 가지의 생리학적인 상태로 나뉜다. 즉 REM(rapid eye movement sleep:급속 안구운동 수면)과 N-REM(non rapid eye movement sleep:비 급속 안구운동 수면)이 그것이다. N-REM은 그 깊이에 따라 1단계에서 4단계까지 나눌 수 있으며 전체 수면 양의 약 75% 정도를 차지한다. 전체 수면의 약 25%를 차지하는 REM이 N-REM과 다른 특징은 그 시간대에 꿈을 꾼다는 점이다. 인간은 보통 하루 저녁에 급속 안구운동 수면을 4~5차례 반복한다.

급속 안구운동 수면(REM)은 정상 성인에서 수면 후 약 90분에 처음 나타나는데, 이 때 뇌와 생리적인 상태는 수면 중임에도 불구하고 낮 시간과 비슷한 정도의 활동성을 보인다. 맥박, 호흡, 혈압 등이 상승하고 뇌의 산소 사용량도 급증한다. 남자에 있어서는 이 시기에 대부분 발기가 일어난다. 그러나 이 때 골격근은 거의 마비된 상태에 이르러서 몸놀림은 거의 없다. 이 REM 수면을 역설적 수면(paradoxical sleep)이라고도 부른다.

3. 알코올이 심장혈관계통에 미치는 작용

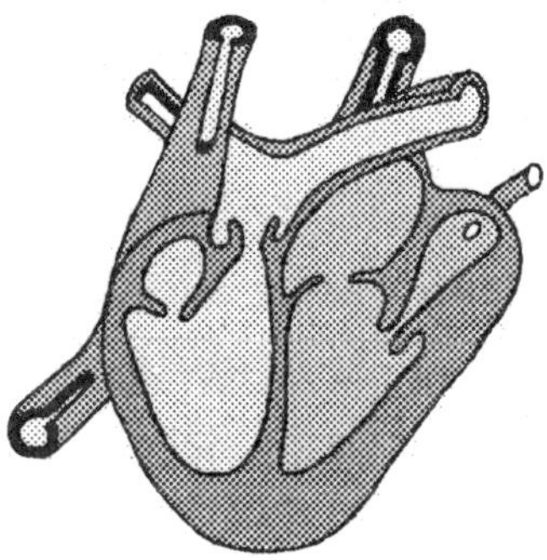

알코올이 순환기계에 미치는 즉각적인 영향은 비교적 미미한 것으로 알려져 있다. 혈압, 심박출량, 심장 근육의 수축력 등은 상당한 정도의 알코올을 섭취해도 크게 변하지 않는다. 알코올을 섭취한 후 심장박동수가 증가할 수 있으나 이것은 근육 활동이나 반사운동에 의한 자극 때문이다. 급성으로 심한 알코올 중독에 빠졌을 때 혈압이 급격히 강하하는 것은 중추신경계의 혈관 운동 억제(vasomotor depression)와 호흡 억제(respiratory depression)에 의한 것이다.

그러나 만성적으로 알코올을 과다하게 섭취하는 경우, 알코올은 명백히 심장에 나쁜 영향을 주게 되며, 서구 사회에서 이것은 심근병(心筋病)의 중요한 원인으로 나타나 있다.

만성 알코올의존증 환자의 심장을 전자현미경으로 관찰하면 심근에 특징적인 세포내 병변이 있음을 알 수 있다. 이런 상태는 울혈성 심부전을 잘 일으킬 수 있으며, 심장 근육이 정상으로 회복되는 것을 방해한다.

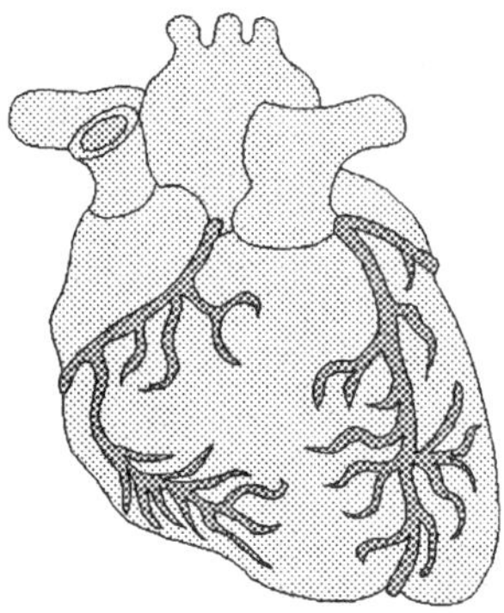

또 만성 알코올의존증 환자들은 심장 근육의 전도 장애와 부정맥을 흔히 일으킨다. 그들 중 일부는 술을 마시지 않을 때 정상적인 심장 박동을 유지하다가도 술을 급히 마시면 부정맥을 일으킨다. 이런 상태는 만성 알코올의존증 환자가 취중에 급사(急死)하는 경우의 상태를 설명하는 것이다.

알코올을 적당량 마셨을 때 우리 몸의 혈관, 특히 피부의 혈관이 확장되어 열감이 생기거나 홍조를 띠게 된다. 이런 혈관 확장은 일부는 중추신경계의 혈관운동 억제

(Vasomotor depression)에 의하고, 일부는 알코올이 혈관에 직접 작용하여 일어나게 된다.

실험동물에서 적당량의 알코올은 심장의 근육에 혈액을 공급하는 관상 동맥을 확장시키고 관상 혈류를 증가시키는 것이 관찰되었다. 그러나 사람에게서는 유용한 정도의 관상 혈류의 증가가 일어나지 않는다. 오히려 사람에 있어서는 증상이 없는 협심증 환자(Stable angina)에게 알코올을 섭취시킬 경우 부하운동에 의해 심전도의 이상을 일으키는 시간이 단축된다는 사실이 증명되었다.

얼굴에 홍조를 띠고 약간 취할 정도로 알코올을 섭취해도 인간의 뇌 혈류량이나 뇌 대사율, 뇌의 혈관저항성에는 변화가 없다. 많은 양의 알코올을 마셔 혈중 농도 300mg/dl정도의 중독 상태가 되었을 때는 상당한 정도로 뇌 혈류량이 증가되고 뇌 혈관저항의 감소가 일어난다. 그러나 이 때 오히려 뇌의 산소 투과율은 현저히 낮아진다.

실험동물에서는 알코올 섭취에 의해 뇌의 기저 동맥이 수축되는 것을 보여준다. 이것은 알코올을 섭취한 후 전체적인 뇌 혈류의 감소가 없더라도 뇌의 일부에서 저산소증(Cerebral hypoxia)을 일으킬 수 있음을 의미한다. 이 실험은 뇌혈관질환을 앓고 있는 환자들이 뇌에 공급되는 혈류의 양을 증가시키기 위해서 알코올을 사용하는 데에 이론적 근거가 없음을 보여주는 것이다. 더 나아가서 많은 연구들은 다량의 알코올 섭취가 고혈압이나 뇌졸중의 원인이 된다는 것을 보여주고 있다.

알코올과 혈장 지단백(Plama lipoproteins)

알코올이 심장 혈관계통에 나쁜 영향을 준다는 많은 연구들과는 달리 혈장 지단백과 관련된 부분에 있어서는 알코올의 역할이 인체에 꼭 나쁜 것은 아니라는 연구들이 많이 있다. 많은 연구에서 적은 양의 알코올을 계속 복용하는 것은 심장의 관상동맥 질환(Coronary heart disease)의 발생율을 낮추는 것으로 알려져 있다.

혈장 지단백은 HDL(high density lipoprotein:고밀도 지단백)과 LDL(low density lipoprotein:저밀도 지단백)으로 구성되어 있는데, HDL의 혈중 농도가 낮을 때 인체는 높은 관상동맥 질환의 가능성을 갖는다. 그러나 적은 양의 알코올을 매일 지속적으로 섭취하는 것은 명백히 HDL의 혈중 농도를 높이고 LDL의 혈중 농도를 낮춤으로서 관상동맥 질환에 이환될 가능성을 줄여준다. 알코올의 이런 작용은 운동에 의해서 HDL의 혈중 농도가 높아지는 것에 부가적인 효과를 내는가 하는 점은 명확하지 않다.

4. 알코올이 골격근에 미치는 작용

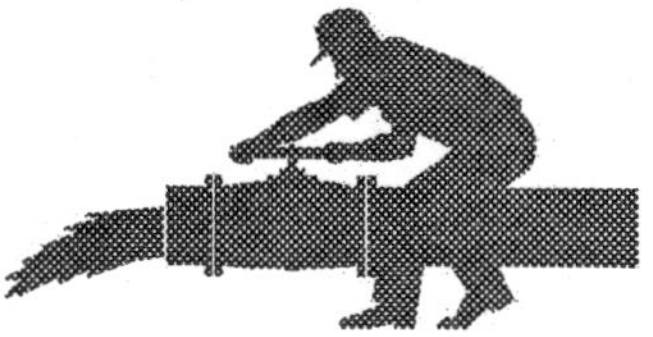

적은 양의 알코올을 섭취하면서 일을 하는 사람에게서 알코올은 전체적인 일의 성과를 증가시키는 경향이 있다. 이것은 주로 알코올의 중추신경계에 미치는 영향, 즉 피로감을 덜 느끼게 하는 작용에 의한다. 그러나 많은 양의 알코올을 섭취할 경우에 알코올은 명백히 중추신경계의 억제제로 작용하여 일의 능률을 떨어뜨린다.

또한 많은 양의 알코올은 심장 근육의 기능을 떨어뜨리는 것과 마찬가지로 우리 몸의 골격근의 기능을 떨어뜨리고 알코올성 근육병(Alcoholic myopathy)을 일으키게 된다. 알코올에 의해 근육이 손상을 받으면 혈중에 크레아친인산효소(creatine phosphokinase)의 활성도가 증가하게 된다. 대부분의 알코올의존증 환자는 근전도(EMG: electromyography)의 변화를 일으키게 되고, 그 중 절반가량은 근육 내에 다양한 정도의 조직학적 변화를 보이게 된다.

5. 알코올이 체온에 미치는 작용

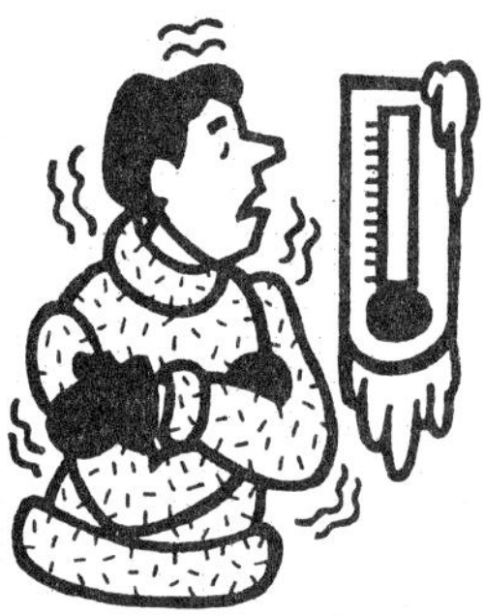

알코올을 섭취하면 피부조직과 위장관의 혈류량이 증가되고 이로 인해서 발열감을 느끼게 된다. 그러나 곧 체내의 열을 빼앗기고, 그로 인하여 체온이 떨어지게 된다. 지나치게 많은 양의 알코올을 섭취하여 급성 중독 상태에 이르면 중추신경계의 체온 조절 중추가 마비되어 체온의 강하가 더욱 뚜렷해진다. 그러므로 Kg당 0.2내지 1그램 정도의 적당한 알코올 섭취는 추위를 이기는데 도움을 줄 수도 있지만 많은 양의 알코올을 섭취하는 경우에는 추운 날씨에 위험에 빠질 수도 있다.

6. 알코올이 소화기관에 미치는 작용

1) 알코올이 위장에 미치는 작용

알코올이 위장관 운동과 분비의 기능에 미치는 영향은 여러 가지의 요소에 의해 변화된다. 예를 들면 소화 과정의 상태, 위장관에 질병이 있는지 없는지, 위장관 내부에 어떤 형태의 음식이 얼마만큼 있는지, 알코올에 대한 내성이 어느 정도 되는지, 그리고 정신적인 스트레스가 있는지 등에 따라 매우 달라질 수 있다.

위장관 소화액은 침의 분비와 마찬가지로 알코올에 의해 정신적인 자극을 받아 분비된다. 특히 그 사람이 알코올을 좋아하는 경우에 더욱 그렇다.

이런 식으로 분비되는 위액은 산도(酸度)가 높고 단백분해 효소인 펩신(pepsin)을 정상적으로 함유하고 있다. 알코올은 또한 구강 점막과 위 점막의 감각 말단을 자극하여 반사적으로 타액과 위액을 분비하게 만든다. 또 알코올은 위장관 운동과 관계되는 호르몬인 가스트린(gastrin)을 통하여 위장관의 소화액 분비를 촉진시킨다. 그러므로 알코올은 확실히 위산의 분비를 촉진시키는 효과적인 자극제가 될 수 있지만, 소화성 궤양이 있는 사람들에 있어서의 알코올 섭취는 결코 현명한 일이 아니다.

알코올의 섭취와 위장병의 관계

농도 약 10% 정도의 알코올을 섭취한 경우 위액의 분비가 촉진되고 위액은 산도를 충분히 유지한다. 그러나 정신적인 분비 자극이 충분치 않으면 펩신의 농도는 낮아진다. 이렇게 펩신의 농도가 낮아지더라도 펩신에 의한 소화 과정 자체가 영향을 받는 것은 아니고 위장관 운동 또한 저하되지는 않는다. 농도 20% 이상의 알코올을 섭취하면 위장관 소화액의 분비가 감소되고 위장관 운동이 저하된다.

만약 40% 이상의 강한 알코올음료를 섭취하는 경우에는 이것은 위 점막에 확실한 자극을 주어 울혈성 충혈을 일으키고, 혈장 단백이 위장관으로 빠져 나오면서 염증을 일으킨다. 이런 고농도의 알코올은 미란성 위염(Erosive gastritis)을 일으키게 된다. 이런 이유로 만성 알코올 의존 상태에 있는 사람들 중 약 30%는 만성 위염을 앓게 되는 것이다.

해열제로 쓰이는 아스피린은 위장관 점막에 손상을 주는데, 이런 작용은 알코올을 함께 섭취하는 경우 더욱 심해지게 된다. 아스피린의 부작용으로 발생하는 출혈 경향 또한 알코올을 함께 사용할 때 더욱 심해질 수 있다.

과도한 양의 술을 마시는 사람에게서는 또 변비가 잘 발생한다. 이것은 술을 마시면서 적절한 음식을 섭취하지 않음으로 해서 변의 양이 감소하는데 기인한 것이다. 그런가 하면 알코올음료 안에 섞여있는 향료 성분의 자극에 의해서 설사를 일으키는 경우도 있다. 만성적으로 알코올에 절어 사는 사람들의 경우는 위장관으로 부터의 흡수 장애로 인해 심한 비타민 결핍증을 보이기도 하고, 나트륨 이온(Na+)과 수분의 흡수 저하를 보이기도 한다.

적당한 정도의 알코올 섭취는 대장의 운동에 별 영향을 주지 않는다. 그러나 중독이 될 상태로 계속해서 알코올을 섭취하면 대장의 분비와 운동이 상대적으로 감소한다. 흡수 장애가 뒤따르고, 때로 국소 자극으로 인한 반사운동으로, 또는 그것과도 무관하게 유문의 경련을 일으키기도 한다.

알코올은 또한 식도와 십이지장에 손상을 주며, 그것은 직접 또는 간접으로 급성 혹은 만성 췌장염의 원인이 되기도 한다. 췌장염은 알코올이 췌장의 분비를 항진시킴으로써 나타나기도 하고 췌장의 분비선을 폐색시키는 것이 원인이 되어 나타나기도 한다. 정상인에게서도 술을 마신 후에는 췌장 자극 호르몬인 세크레틴(secretin)의 혈장 농도가 올라가는 것을 관찰할 수 있다.

세크레틴(Secretin)

산성 미즙의 자극에 의해서 십이지장 및 공장에서 분

비되는 호르몬으로 혈류에 의해 췌액 및 담즙의 분비를 촉진시킨다.

2) 알코올이 간장에 미치는 작용

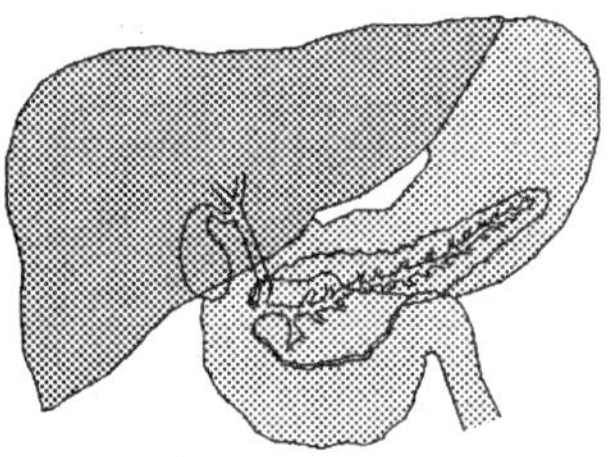

짧은 시간 내에 많은 양의 술을 마셔서 갑자기 취하는 급성 알코올 중독 상태는 사실상 간 기능에 커다란 변화를 일으키는 것은 아니다. 알코올은 간세포가 지방을 합성하는 작용을 증가시키고, 말초의 조직으로부터 지방을 유리시킨다. 그러므로 정상인에 있어서 적은 양의 알코올 섭취는 간에 지방이 축적되게 하는 결과를 가져온다. 또한 알코올은 간세포로부터 단백질이 분비되는 것을 억제한다.

간세포에 지방과 단백질이 축적되는 것은 처음에는 심각하지 않으며, 술을 마시지 않으면 간 기능은 곧 원상으로 회복된다. 그러나 계속해서 알코올을 섭취하게 되면 이런 변화는 불가역적인 것이 되어 알코올의존증 환자에게서 보이는 특징적인 간 경화증으로 발전하게 된다. 특히 알코올성 간장 질환이 있을 때는 영양 부족과 비타민 결핍 증상이 더욱 심해져서 간 기능에 많은 영향을 주게 된다. 예를 들면 혈중에 비타민 A의 농도가 정상일 때에도 간세포 내에서는 낮은 농도를 보일 수 있으며, 간장에 의한 엽산(Folic acid)의 저장과 분해가 장애를 받는다. 또한 티아민(Vitamin B_1)의 결핍이 흔히 발생하므로 만성 알코올의존증 환자에게는 규칙적으로 그것을 보충해 줄 필요가 있다. 또 이들은 만성적인 영양실조와 간세포 내부의 글리코겐(glycogen)의 부족으로 인해서 저혈당이 잘 올 수 있다.

적당량 이상의 알코올을 매일 섭취하는 사람의 경우에는 혈중에 납(lead)의 농도가 증가하는 것을 관찰할 수 있다. 이것은 간세포가 장애를 받아 적절하게 해독하고 배설할 수 있는 기능을 잃음으로써 그런 것으로 추정하고 있다.

7. 알코올이 태아에 미치는 작용

태아 알코올증후군(Fetal alcohol syndrome)은 임신 중 산모가 지속적으로 알코올을 섭취함으로써 태어날 아이에게 소뇌증(microcephaly) 또는 낮은 지능 등의 중추신경 장애, 그리고 짧은 안검열 (眼瞼裂), 상 구순의 형성 부전, 짧은 코 등의 얼굴 기형을 일으키며, 그 외에도 여러 가지의 크고 작은 기형을 동반하는 것을 말한다. 이런 양상은 적어도 일부는 임신의 초기에 알코올이 태아의 세포 증식에 직접적으로 악영향을 주어서 그런 것으로 밝혀졌다.

태아 알코올증후군 환자는 그런 형태학적, 신경학적인 장애와 더불어 면역 기능이 광범위하게 장애를 받고 있기 때문에 다양한 감염성 질환에도 잘 이환된다.

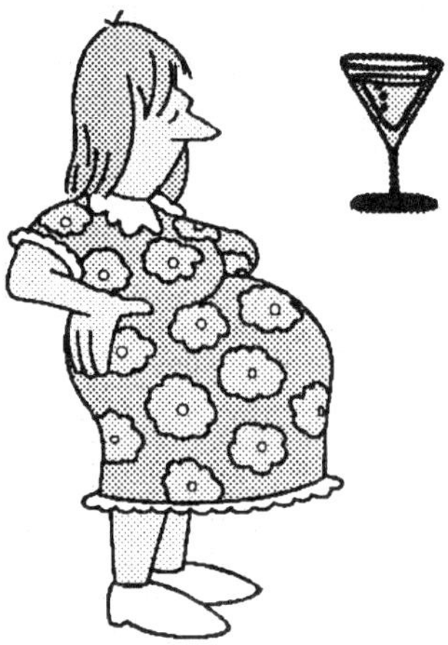

서구 사회에서 새로 태어난 아이들 중 최기형성으로 정신지체가 발생하는 경우, 그것의 가장 많은 원인이 모성의 알코올의존증인 것으로 밝혀졌으므로 임신 중에 있는 산모에게는 적당한 정도의 술을 마시는 것도 허용해서는 안 된다. 대개 3백 – 2천명의 출산 중에 1명 정도의 신생아가 태아 알코올증후군에 걸리는 것으로 알려져 있는데, 이것은 알코올의존증에 걸린 산모가 출산한 경우의 1/3에 해당되는 것이다.

태아 알코올증후군을 보이는 신생아에서 산모가 소비한 알코올의 양이 가장 적었던 경우는 매일 75ml 정도를 마시는 것이었지만 어느 정도가 안전한 최소량인가 하는 것을 말하기는 어렵다. 그러나 알코올의존증에 걸린 산모가 임신 초기에 마시는 알코올의 양을 줄이면 태어날 아이에 나타나는 태아 알코올증후군의 정도가 감소되는 것으로 보고 있다.

지나친 음주와 관련하여 태아에게 미치는 다른 영향들, 예를 들면 사산(死産)이나 자연 유산은 하루에 1회 이하의 음주를 하는 산모와 비교할 때 하루에 3회 이상의 음주를 하는 산모에 있어서는 2 ~3배 정도로 많은 빈도를 보이는 것으로 나타났다. 그 때 태어나는 아이는 보다 빈번히 수면 각성 주기에 장애를 일으켰으며, 저체중아의 빈도가 높았고 사소한 여러 가지의 신체적인 결함을 가지고 있는 것으로 밝혀졌다.

IV. 알코올의존증

1. 알코올의존증의 정의

알코올의존증이란 만성적으로 알코올을 음용한 결과 발생하는 정신적, 신체적 변화로 사회적 또는 직업적인 기능 장애를 보이며, 음주의 감량이나 중지에 따른 금단 증상이 생기는 것을 말한다.

미국정신과학회 분류(DSM-IV)에 의하면 알코올과 관련된 장애(Alcohol-related disorder)는 물질관련 장애(Substance-related disorder)의 하나로 이것은 크게 알코올 사용 장애(Alcohol use disorder)와 알코올 유도성 장애(Alcohol-inducer disorder)로 대별하고 있다.

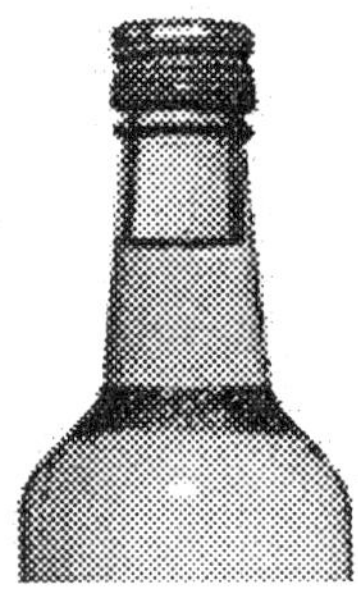

알코올 관련장애의 진단 분류(DSM-IV)

(1) 알코올 사용장애

① 알코올 의존

② 알코올 남용

(2) 알코올 유도성 장애

① 알코올 중독

② 알코올 금단

③ 알코올 중독성 섬망

④ 알코올 금단성 섬망

⑤ 알코올 유도성 지속성 치매
⑥ 알코올 유도성 지속성 건망장애
⑦ 망상을 동반한 알코올 유도성 정신장애
⑧ 환각을 동반한 알코올 유도성 정신장애
⑨ 알코올 유도성 기분장애
⑩ 알코올 유도성 불안장애
⑪ 알코올 유도성 성(性)장애
⑫ 알코올 유도성 수면장애
⑬ 기타 비특이성 알코올 관련장애

알코올 남용의 진단 기준(DSM-IV)

(1) 임상적으로 심한 장애나 고통을 주는 부 적응적 알코올 사용의 양상을 보이며, 지난 12개월 중에 다음의 4개 항목 중 1개 이상이 해당되면 진단할 수 있다.

① 반복적인 음주로 직장, 학교, 가정의 중요한 임무를 수행하지 못한다. 즉 알코올로 인하여 반복적으로 결근하거나 저조한 작업 능률을 보이는 경우. 알코올과 관련하여 결석, 정학, 퇴학을 당하거나 자녀 또는 집안일에 대한 태만 등을 보이는 경우.

② 신체적으로 해를 주는 상황 하에서 반복적으로

알코올을 사용하는 경우. 즉 음주 운전 또는 주취 중의 기계조작 등.

③ 알코올과 관련된 범법 행위를 반복적으로 저지르는 경우. 즉 알코올과 관련된 탈선행위로 인한 체포 등.

④ 음주에 의해서 지속적으로 사회적 문제, 대인관계의 문제를 일으키면서도 계속 음주를 하는 경우. 즉 음주의 결과 배우자와 지속적으로 다투거나 신체적인 싸움을 하면서도 계속해서 마시는 경우.

(2) 위의 증상들이 알코올의존증의 진단 기준에 해당되지 않아야 한다.

알코올 의존의 진단 기준(DSM-IV)

지난 12개월 동안에 다음의 경우가 3가지 이상이면 진단이 가능하다.

① 알코올에 내성이 생긴 경우.

② 금단증상이 있거나 음주에 의해 금단증상이 사라짐.

③ 처음 의도했던 것보다 훨씬 많은 양의 술을 마시

거나 오랫동안 마신다.

④ 음주를 중단하거나 조절하려 하지만 뜻대로 안 된다.

⑤ 술을 구하거나 마시거나 음주 효과에서 벗어나기 위해 많은 시간을 보낸다.

⑥ 음주로 인해 중요한 직업적, 사회적 활동, 여가 활동을 줄이거나 포기한다.

⑦ 음주로 인해서 반복적으로 신체적, 정신적인 문제가 생긴다는 것을 알면서도 계속 마신다.

2. 알코올의존증의 빈도

미국 국민의 약 85%는 일생을 통하여 한 번 이상 알코올이 함유된 음료를 마신 경험이 있으며, 현재 미국 국민의 약 51%는 지속적으로 음주를 하고 있다고 한다. 현재 미국에서 알코올의존증은 심장 혈관 질환, 암 다음으로 커다란 문제를 일으키는 질병으로 인식되어져 있다.

미국인의 30~45%는 적어도 한 번 이상 필름 끊김 현상을 보이는 일시적인 알코올 건망 상태나 음주 운전, 음주 후 결근과 같은 문제를 경험하고 있는 것으로 알려져 있다. 약 20%의 남성과 10%의 여성이 일생에 한 번 이상 알코올 남용을 경험하며, 10%의 남성과 3~5%의 여성은 일생 중에 한 번 이상 알코올 의존의 진단 기준에 부합한다.

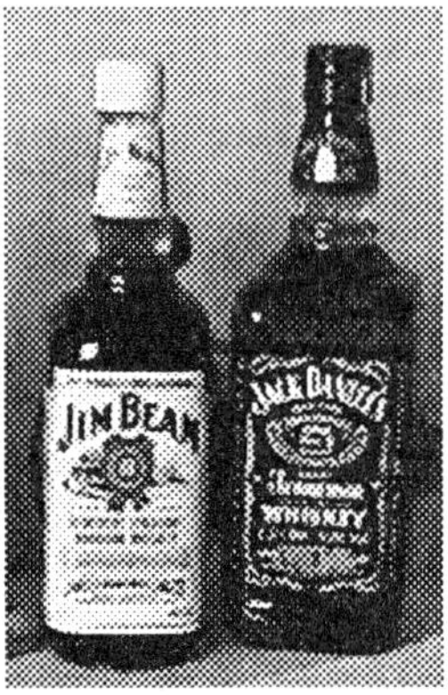

매년 약 20만 명이 알코올과 직접 관련되어 사망하는데, 대부분 자살, 암, 심장 질환과 간장 질환이 그 원인이 된다. 그 외에도 알코올의존증은 자동차 사고, 타살과 깊은 관련이 있으며, 전체적으로 수명을 약 10년 정도 감소시키는 효과가 있다.

세계보건기구(WHO)의 발표에 의한 우리나라의 술 소비량은 한때 세계 제2위를 점유했던 적이 있다. 그러나 주류업계(주식회사 진로)의 주장에 따르면 이것은 우리나라에서 소주의 원료로 판매되는 주정(酒精)이 주류로 잘못 계산되면서 일인당 주류 소비량이 과다하게 계산되었을 뿐 실제로 우리나라의 술 소비량은 세계 31위라고 주장한다. 즉, 우리나라의 맥주, 소주, 위스키 등 주류의 실제소비량을 정확히 계산한 자료에 의하면, 성인(15세 이상) 1인당 연간 알코올 소비량이 1996년 기준 9.26리터로서 프랑스(5위), 독일(15위), 이태리(25위), 호주(27위), 영국(29위) 등에 이어

세계 31위라고 한다.

그러나 최근 몇 년 동안 값비싼 외제 양주를 수입하는 비율이 기하급수적으로 늘어나고 사회적 분위기의 변화로 여성 음주자가 많이 늘어났다는 점, 그리고 스코틀랜드의 양주 회사가 우리나라 소비자만을 대상으로 특급 위스키를 블렌딩하여 판촉전을 벌이고 있는 점 등을 고려한다면 실제로는 우리나라에서는 과거에 비교하여 훨씬 많은 술을 소비하고 있을 것이라고 추정된다.

3. 알코올의존증의 원인

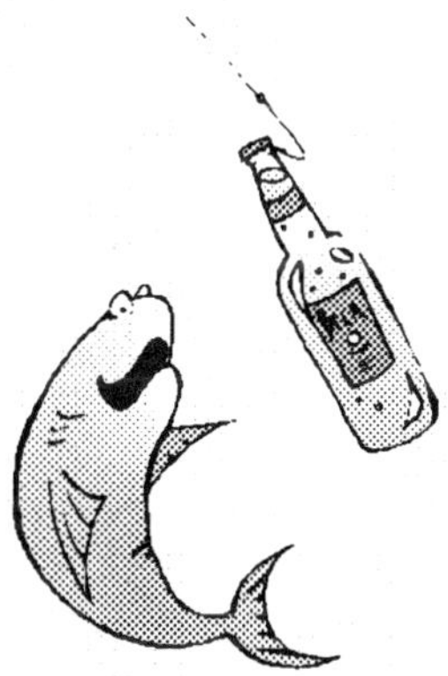

알코올의존증은 다른 정신과적 질병과 마찬가지로 여러 가지의 증상을 보이는 병적 과정을 거치게 된다. 그리고 이 과정에서 가장 큰 영향을 미치는 요소들로는 정신사회적 요소, 유전적인 요소, 행동학적 요소들이 있다.

그러나 이 알코올의존증의 원인이 무엇인가 하는 문제는 그다지 중요하지 않을 수도 있다. 알코올의존증을 치료하는데 더욱 중요한 것은 어떤 이론이 맞느냐 하는 것보다는 무엇이 되었든 효과적인 치료 방식을 사용하는 데 있다고 하겠다. 어쨌든 한 사람이 일생을 살아가면서 알코올의존증 환자로 변해가는 데는 다음과 같은 여러 가지 요소들이 복합적으로 작용하고 있다.

1) 소아기(小兒期)의 경험

성인이 되어서 알코올의존증 환자가 된 사람들의 어린 시절의 병력, 그리고 양친 중 한 사람 또는 양친 모두가 알코올의존증 환자로 나중에 알코올의존증 환자가 될 가능성이 높은 사람의 병력을 보면 여러 가지의 특이한 점이 발견된다.

커서 알코올의존증이 될 가능성이 높은 어린이는 신경 인지검사(neurocognitive testing)에서 많은 장애가 발견되고 동시에 뇌파(EEG)에서 여러 가지의 이상 소견이 관찰된다.

소아기에 주의력 결핍 장애 및 과운동성 행동 장애(Attention deficit-hyperactivity disorder) 또는 행동장애(Conduct disorder)를 보이는 아이들은 성인이 되고 나서 알코올의존증 환자가 될 가능성이 매우 크다. 특정한 성격장애, 특히 반사회적 성격장애를 가진 사람도 후일 알코올의존증이 될 가능성이 매우 높다.

2) 정신 역동학

정신역동학 이론에서는 알코올의존증을 지나치게 자벌적인 초자아(overly punitive superego)와 정신성적 발달상 구강기(oral stage)에의 고착으로 설명한다. 정신분석적으로 강한 초자아를 가진 사람은 무의식적인 스트레스를 감소시키는 방법으로서 자벌적인(self-punitive) 알코올의 탐닉을 보인다고 한다. 성 심리 발달상 구강기에 머물러 있는 사람은 알코올 등의 약물을 구강으로 섭취함으로써 불안을 해소하는 경향을 보인다.

구강기에의 고착은 어린 시절에 박탈의 경험으로부터 나오는 것으로, 자기애적이고 칭얼거리거나 요구하는 행동, 피동성 그리고 의존성 등으로 특징지어지는 유아적 행동을 유발하게 된다.

실제로 많은 알코올의존증 환자들은 어린 시절 한쪽 또는 양쪽의 부모로부터 거절당하거나 방치된 경험이 있으며 이로 인한 의존욕구(dependency need)는 알코올의존증의 형성에 중요한 심리적 역할을 하고 있는 것으로 알려져 있다.

알코올의존증 환자들에 있어서 이런 의존욕구는 그들이 술에 취하지 않는 한에는 강하게 억압되어 있어 겉으로 표현되지 않는다. 많은 경우에 있어서 이들 알코올의존증 환자들은 맑은 정신일 때는 오히려 강박적인 경향을 보이고 완벽주의를 추구하며, 그들의 인생을 완전히 통제하려고 하는 경향을 보인다. 그러나 그들은 자신들의 격렬한 감정, 특히 부적절한 분노에 대해서는 전혀 인식하지 못한다.

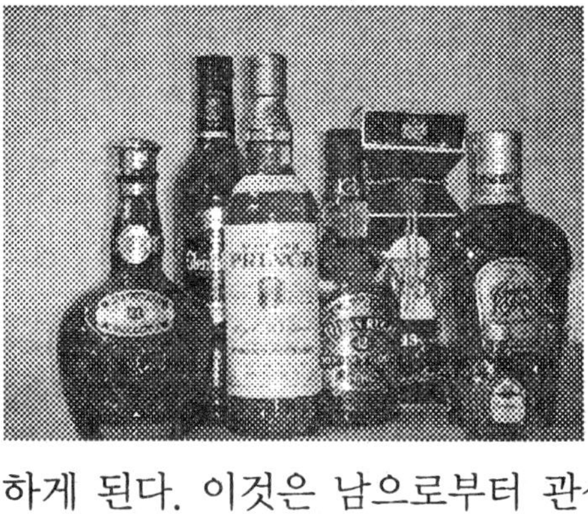

무력감과 부적절감을 동반한 자신감의 결여로 오는 갈등은 현실적으로 받아들이기 어렵기 때문에 부정과 억압을 통해서 해결하려 하게 된다. 이것은 남으로부터 관심과 보호를 받고자 하는 무의식적인 욕망을 불러 일으키게 된다. 그러나 이런 의존욕구는 현실과 맞지 않음으로서 불안감을 일으키게 되며, 이런 불안은 보상적으로 지배력과 힘과 성취감을 필요로 하게 된다.

알코올은 그 약리학적 특성으로 인하여 불안감을 떨쳐 주며 힘과 전지전능함, 그리고 흔들리지 않는 자신감을 느끼게 해준다. 알코올은 현실에서 이루어질 수 없는 힘과 지배력을 느끼게 해준다. 이렇게 알코올을 섭취함으로써 생기는 전지전능한 힘의 느낌은 알코올의존증 환자의 과대적인 자기상을 초래하게 된다.

이런 이유로 사람들은 술을 통해 긴장과 불안을 감소시키고 정신적인 고통을 덜고, 동시에 힘과 자신감을 얻으려고 한다. 특히 우울증을 앓고 있는 사람들, 의처증, 의부증 등 편집증을 앓고 있는 사람들, 어떤 이유로든 적개심을 품고 있는 사람들, 자존심이 낮은 사람들, 책임감이 부족한 사람들, 그리고 자기 통제력이 부족한 사람들이 술에 의지하는 경향이 높아서 결국 알코올의존증에 잘 빠져 들어가게 된다.

3) 사회 문화적 요소

어떤 사회적 환경은 알코올을 지나치게 마시게 하는 것으로 알려져 있다. 대학의 기숙사나 군대의 막사와 같은 환경이 그런 곳이며, 우리나라의 경우는 어떤 공사를 맡아서 지방으로 이주해 다니는 집단 또는 지방 공연을 다니는 특정 예술단체들이 그런 경향을 보인다. 대개 이런 환경에서는 많은 양의 술을 마시는 것이 보편화되어 있다. 또 연기자나 의료계에 종사하는 사람들, 바텐더를 하는 사람들이 다른 직업군에 비해서 많은 알코올을 마신다. 아시아계의 사람들과 보수적인 신교도 사람들은 자유주의 신교도사람들이나 가톨릭계의 사람들보다는 알코올을 덜 마시는 경향이 있다.

4) 행동과 학습

사회 문화적인 요소가 알코올 사용에 영향을 주는 것과 마찬가지로 부모의 음주 습관과 같은 가족 내부의 요소 또한 영향을 미친다.

예전에는 부모의 음주가 자식에게 심각한 영향을 준다고 믿었으나 최근의 연구 결과에 의하면 실제로 그만한 영향을 주는 것 같지는 않다. 그러나 행동학적 관점에서 본다면 알코올 사용에 의한 양성 강화(positive reinforcement)는 다행감을 주고 공포와 불안감을 없애주는 역할을 하여 음주를 부추길 수 있다.

5) 유전과 생물학적 요소

알코올과 관련된 몇 가지의 질병은 유전적인 요소가

강하게 작용하고 있다는 사실을 알 수 있다. 특히 남자에 있어서의 알코올과 관련된 문제는 여자보다 훨씬 많이 유전적인 영향을 받는다. 부모에게 알코올과 관련된 문제가 있는 사람은 그렇지 않은 사람에 비해서 알코올 문제를 일으킬 확률이 3~4배 정도 높다.

가족 내에 알코올과 관련된 문제의 병력이 있는 집안에서 태어난 자식은 후에 그렇지 않은 집안에서 태어난 자식에 비해 많은 양의 술을 마시고 훨씬 심각한 정도의 알코올 관련 질병을 가질 가능성이 있다.

쌍생아 연구에서 밝혀진 바로는 일란성 쌍둥이일 경우가 이란성 쌍둥이에 비해 알코올의존증의 일치율이 훨씬 높은 것을 알 수 있으며, 이것은 쌍둥이가 아닌 형제들에게서 알코올의존증의 일치율이 매우 낮은 것과 비교하면 괄목할 만한 것이다. 이것은 알코올의존증의 유전적인 경향을 강하게 시사하는 것이다.

알코올의존증을 가진 부모에게서 태어났으나 출생 직후 전혀 술을 마시지 않는 가정에서 양육된 경우, 환경적인 요소에도 불구하고 그 자식이 커서 알코올의존증 환자가 될 확률은 확실히 높은 것으로 밝혀졌다. 반대로 전혀 술을 마시지 않는 부모에게서 태어난 후 아버지가 알코올의존증인 집안에서 양육된 경우에는 알코올의존증이 될 가능성이 매우 낮은 것으로 밝혀졌다. 알코올의존증을 비롯한 알코올 관련 질병에는 유전적인 요소가 매우 강력하게 작용한다는 사실을 알 수 있다.

4. 알코올의존증의 몇 가지 유형

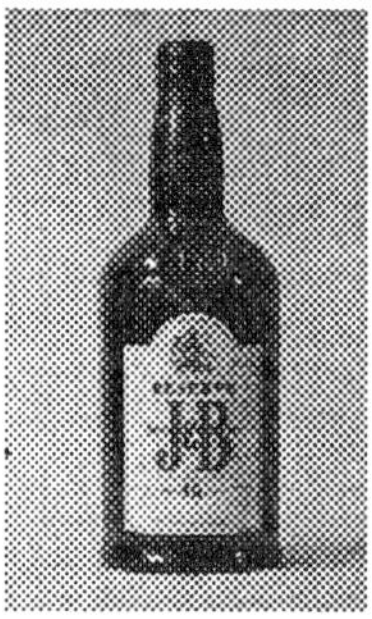

어떤 알코올의존증 환자는 자신이 결심만 하면 몇 달이고 마시지 않고 지낼 수 있다고 주장한다. 또 어떤 이는 매일 술을 마시지만 자신이 할 일은 잘 해 내고 있으므로 알코올의존증이 아니라고 주장한다. 그러나 그들의 주장에도 불구하고 그들은 가족 또는 친지에 의해서 병원에 강제로 입원되기도 한다. 술에 관한 문제를 갖고 있으면서도 며칠 또는 몇 주 이상 술을 마시지 않고 지낸다고 하여 알코올의존증 환자가 아니라고 말할 수 없다.

알코올의존증에 빠져 들어가는 사람들은 음주 형태의 유형 상 몇 가지로 구분할 수가 있다. 최근의 한 분류는 알코올의존증 환자의 유형을 A형과 B형으로 나누고 있는데, A형은 음주를 나이가 들어서 시작하고, 소아기에 별 문제가 없었던 사람이며, 정신적으로 병리적인 현상이 별로 많지 않은 사람들이고 정신치료로도 호전되는 경향을 보인다. 반면 B형은 소아기 시절 많은 문제를 안고 있었고, 알코올과 관련된 문제를 일찍 일으키며, 심하게 알코올에 의존하는 경향을 보이며, 다른 약물도 탐닉하기 쉬운 유형이다. 또 오랫동안 알코올 문제와 관련된 치료를 받은 경력이 있으며 심한 스트레스에 노출되어 있다. 이들은 어려운 상황을 극복하는 훈련(coping skill)을 받으면 변화될 가능성은 있다.

그 외에도 학자에 따라서는 알코올의존증 환자의 음주 패턴을 몇 가지로 나누고 있으나, 알코올의존증 환자의 음주 습관을 가장 잘 설명하는 고전적인 이론은 옐리넥(Jellinek)에 의한 분류이다. 그는 알코올의존증 환자의 음주 형태를 그 특징에 따라 알파(alpha), 베타(beta), 감마(gamma), 델타(delta), 그리고 입실론(epsilon)으로 명명하였다. 그 각각의 유형은 다음과 같은 특징을 갖는다.

1) 알파(alpha)형: 알코올에 심리적인 의존을 가지고 있으며 육체적 또는 정신적으로 고통스러운 것을 회피하려는 목적으로 술을 마시는 유형의 사람을 말한다. 이들은 육체적인 의존이 없고 조절력을 잃지도 않는다. 그러나 그들

의 음주 형태는 시간이나 장소, 주어진 상황, 그리고 행동에 미치는 효과를 미루어 볼 때 어쨌든 기강이 문란한 상태이다.

문제성 음주(problem drinking), 회피성 음주(escape drinking), 증후성 또는 반응성 음주(symptomatic or reactive drinking), 비사회성 음주(dyssocial drinking), 기분파적 음주(thymogenic drinking)라고도 한다.

2) 베타(beta)형: 육체적인 또는 심리적인 의존 상태가 별로 없어 보이면서도 신체적인 합병증을 갖고 있는 유형의 사람들이다. 이들은 간장 및 췌장을 비롯한 소화기, 심혈관 계통, 신장, 폐, 그리고 근육 및 뇌에 알코올의존증의 합병증을 갖는다. 때로 면역계통에 이상을 일으키고 감염 및 특정한 암에 잘 걸린다. 신체질병형 음주(somatopathic drinking)이다.

3) 감마(gamma)형: 미국, 캐나다 그리고 그 외의 백인종(Anglo-Saxon)과 도수가 높은 술을 즐기는 사람들에게서 많이 보이는 유형으로 알코올에 대한 내성이 증가되어 있고 알코올 섭취를 중단했을 때 금단증상을 잘 일으키는

유형이다. 진성, 습관성, 퇴행성, 악성 또는 특발성 음주(essential, additive, regressive, malignant, idiopathic drinking)이다.

4) 델타(delta)형: 프랑스와 그 외 포도주를 많이 즐기는 지역에서 볼 수 있는 타입으로 알코올에 대한 내성이 증가되어 있고 알코올 섭취를 중단했을 때 금단 증상을 보인다. 그러나 심각한 증상을 보이는 것은 아니고, 술을 끊고도 2, 3일은 적당히 잘 넘어간다. 상습적 음주(inveterate drinking)이다.

5) 입실론(epsilon)형: 평소에 술을 잘 안 마시다가도 한 번 시작하면 거나한 술잔치(drinking bouts)를 벌이는 유형이다. 한 번 술에 빠지기 시작하면 쓰러질 때까지 며칠 또는 몇 주간 계속 마시는 습성을 보인다. 한 번 회복한 후에는 다음의 술판을 벌일 때까지 몇 주 또는 몇 달간 마시지 않고 지낼 수 있다. 음주광(dipsomania), 돌발적 혹은 주기적 음주(paroxysmal or periodic drinking)를 보인다.

V. 알코올의존증과 관련된 성격의 유형, 방어기전

알코올을 습관적으로 마시는 상황에 노출된다고 하여도 모든 사람이 알코올의존증 환자가 되는 것은 아니다. 이것은 월남전에 참전해 큰 부상을 입고 매일 아편을 맞아야 했던 군인들 중 극히 일부만 후일까지 아편 중독에 빠져있을 뿐 대부분은 극복이 되었다는 연구 결과와도 유사하다.

알코올의존증은 선천적으로 타고난 알코올에의 감수성과 타고난 기질, 어린 시절의 경험, 성격의 유형, 그리고 현재 그가 처해 있는 상황 등이 복합적으로 작용하여 나타나는 하나의 증후군이다. 따라서 알코올의존증 환자가 어떤 성격의 유형을 가지고 있는가, 인생에 어떤 태도를 보이고 있는가 하는 문제와 현재 처해 있는 상황이 어떻게 영향을 주고 있는가를 알아내는 일은 매우 중요한 것이다.

1. 성격장애(인격장애)의 세 집단

성격장애(性格障碍) 또는 인격장애(人格障碍)란 한 인간이 일생을 살아가는 동안에 부딪히는 여러 가지의 문제에 대응하여 특징적으로 어떤 사고와 행동의 패턴을 두드러지게 사용하는가 하는 것을 지칭하는 용어이다.

모든 사람은 한 사람 안에서도 여러 가지 유형의 성격

들을 어느 정도씩은 가지고 있다. 그러나 어떤 문제에 봉착할 때 그것을 해결해나가는 방식은 자신의 행동 패턴을 주로 결정짓고 있는 성격 유형에 의해서 좌우된다.

즉 성격의 분류는 정성(定性)적인 것이지만 정량(定量)적인 면도 있다고 볼 수 있다.

1) 편집형(paranoid), 정신분열양(schizoid), 정신분열형(schizotypal)

기묘하고 이상하고 어중간하거나 별난 사람들이 여기 해당된다. 때로 괴짜라고 불리는 사람들의 유형이다(queer, odd, eccentric).

2) 히스테리형(histrionic), 자기애적(narcissistic), 반사회적(anti-social), 경계선적(borderline)

연극적이고 변덕이 많고 엉뚱한 사람들의 집단으로 때로는 사람들의 인기를 한 몸에 받기도 하지만, 그들이 가진 특징적이고 고유한 성격적 결함으로 인해서 대인관계에서 꼭 마찰을 일으킨다. 대인관계를 회피하거나 안 하는 사람들이 아니지만 타인과의 관계에서 예외 없이 말썽을 일으킨다(dramatic, erratic).

3) 회피성(avoidant), 의존적(dependent), 강박적(compulsive), 피동공격형(passive-aggresive)

불안하고 근심이 많아서 대인관계를 처음부터 회피하거나 자신의 의지를 밖으로 표출시키기를 꺼려하는 특징을 가진 성격의 유형들이다. 불안이 전반적으로 깔려있는 분위기를 갖는다(anxious).

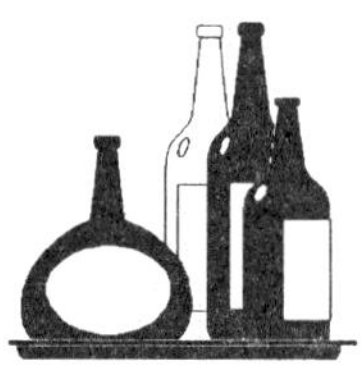

2. 알코올의존증에 빠지기 쉬운 성격의 유형

1) 부적합 성격(Inadequate personality)

부적응, 부적절함, 판단력의 장애, 육체적, 정신적인 활력의 부족, 사회적으로 부적절하고 적응하지 못하는 상태로 특징지어지는 일련의 성격군(性格群)을 일컫는다. 즉 어떤 상황에서도 불편함을 느끼고 적응하지 못하는 이상 성격을 말한다. 이것은 1952년 DSM-I(미국 정신과학회 진단 분류 기준)에서 근본적으로 변화되기 어렵고 고착된 성격으로 분류된 것 중 하나이다.

2) 피동공격형 성격
(Passive-aggressive personality)

사회생활이나 대인관계에서 자기가 해야 할 일이 있을 때 그것을 비뚤어진 방법으로 하여 상대를 난처하게 하는 이상 성격. 적개심을 표현하는 방법이 직접적이지 않고, 자신에게 주어진 일을 꾸물거리거나 게으름을 피움으로써, 또는 의도적으로 실수함으로써 나타낸다.

사회적으로 성공하기 어렵고, 진급하기 어렵고 가정주부로도 역할을 제대로 해내지 못한다. 합병증으로 우울증이나 알코올의존증이 나타난다.

3) 강박적 성격(Obsessive-compulsive personality)

인정이 희박하고 질서, 규율, 조직, 효율성, 정확함, 완벽함, 세밀함에만 집착해 있어 전체를 볼 능력이 결여되어 있는 이상 성격으로, 결단력이 부족하고 감정이 요구되지 않는 딱딱한 일에 몰두하는 사람에게서 많이 볼 수 있다. 매사가 합리적이고 형식적이고 메마르다.

대인관계는 수평적인 것보다는 지배와 복종의 관계에서 유지되기 때문에 자기도 윗사람에게 철저히 복종하나 다른 사람도 자신에게 복종하기를 강요한다. 만사를 실수 없이 처리하려고만 하기 때문에 오히려 결단을 못 내리고 망설인다.

다른 사람들에게 완벽주의자, 도덕주의자, 합리주의자로 보이며, 주위 사람이 완벽하지 못 할 때 경멸하고 분노를 느끼나 겉으로 표현하지는 않는다. 융통성이 요구되는 직업에는 실패하는 경우가 많으나, 정확하고 반복적인 행위가 요구되는 직업에서는 성공한다. 합병증으로 강박장애, 건강 염려증, 주요우울증, 우울 신경증, 알코올의존증, 심근경색증 등이 올 수 있다.

4) 의존적 성격(Dependent personality)

자기가 노력하지 않고 타인의 도움과 보살핌만을 의지하고 사는 이상 성격을 말한다. 이 유형에 속하는 사람들은 자기 확신과 자신감이 전혀 없어 잠시라도 혼자 있지 못한다. 평소에 자신의 능력을 과소평가하고 자신을 바보로 평가한다. 이런 유형의 성격을 가진 사람들은 혼자 있거나 도와줄 사람이 없을 때 가장 어려워한다. 불안장애, 우울 장애가 흔히 동반되고 판단과 적극성을 요하는 직업에서 보통 실패하게 된다.

합병증으로 광장공포증(agoraphobia)이나 알코올의존증이 올 수 있다.

5) 편집형 성격(Paranoid personality)

의심하는 태도가 특징적인 성격의 유형을 말한다. 이 유형에 속하는 사람들은 어떤 상황에서도 사람과 환경에 대해 경계하고 의심을 갖는다. 자신만의 독특한 편견이 있으며, 타인의 행동에 대해 항상 숨은 동기를 찾으려고 노력한다.

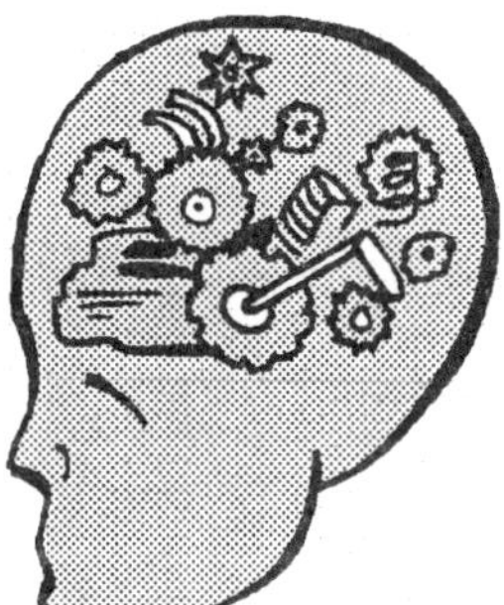

이런 유형의 성격을 가진 사람들은 관계사고(idea of reference)가 잘 생긴다. 냉정하고 유머가 없으며, 행동에 자연스러움이 없고 자신만 생각한다.

스스로는 자신을 객관적, 합리적, 이지적이라고 생각하나 다른 사람들의 눈에는 부드럽고 정서적인 인간미가 느껴지지 않는다. 항상 적개심이 많고 완고하며 방어적인 태도를 취하며 산다. 대개 깊은 대인 관계를 피하고 이기적이며 자존심이 강하다. 남자에게 훨씬 많으며, 광신적인 종교의 교주, 정치 집단의 지도자, 독재자, 심령과학 집단의 지도자에서 많이 볼 수 있다. 여자보다

남자에게 훨씬 많으며, 합병증으로 편집증, 편집형 정신분열병, 알코올의존증 등이 올 수 있다.

6) 반사회적 성격(Antisocial personality)

가정과 사회에 큰 불편과 물의를 일으키므로 인격장애 중 정신과적 치료를 받을 계기가 가장 많은 집단으로, 타인이 권익을 침해하는 반사회적 행동이 만성적으로 반복되는 이상성격이다.

이런 유형의 성격을 가진 사람들은 겉 인상과는 달리 신의가 없고 성실성이 없으며 거짓이 가득하다. 또 반사회적 행동의 동기가 모호하고 자기의 잘못된 행동에 대해서 잘못 했다는 느낌이 전혀 없다. 극도로 자기중심적이고 자기애적인 사고와 행동을 보인다. 행동은 즉흥적이고 무계획적이어서 눈앞의 욕망만을 채우면 그 뿐이고 더 이상의 행동도 하지 않는다.

초자아(Super ego)의 발달에 심각한 문제가 있으며, 반사회적인 행동은 처벌로서도 교정이 안 되는 것이 특징이다. 이런 사람들은 다른 사람들과 의미 있는 인간관계를 형성할 능력이 결여되어 있다. 흔히 무책임한 성행위가 반복되기도 하고 거기에 대한 통찰력이 전혀 없다.

자살 기도를 하는 일은 드물지만 자해(自害)는 흔히 한다. 몸에 문신이 많이 있는 것도 특징이다.

이런 유형의 사람들에게서 알코올의존증이나 기타 다른 약물의 의존증 이 많이 발생한다. 정동장애, 정신분열병, 경계선 성격장애 등과 감별을 요한다.

① 반사회적 성격장애의 아동기의 특징

절도, 무단결석, 가출, 밤늦은 외출, 싸움, 무책임함 행동, 야뇨증 등을 흔히 보인다. 특히 거짓말, 조숙한 성 경험, 어린 나이에 음주 및 약물 복용의 경력이 있다.

② 반사회적 성격장애의 성인에서의 특징

이 사람들의 성인기의 특징은 남녀를 막론하고 직업 적응의 문제가 발생한다는 점이다.

흔히 직업을 자주 바꾸고 실직이 잦고 상관 또는 동료 관계가 유지되지 못한다. 새 직장을 찾아도 대개 3개월 이상을 버티기 어렵다. 따라서 경제적으로 독립하는 것도 어렵고 가족, 친척, 친지에 의존하며 지내는 경우가 대부분이다.

학창시절에는 머리는 좋으나 학업을 성취하지 못하고

정학, 퇴학 등을 당한 경력이 많다. 성적으로 문란하고, 난폭한 사춘기로 목적 없이 방랑하기도 한다. 사소한 다툼 끝에 상대방에게 치명적인 상해를 입힌 경력이 흔히 있으며 반사회적 행동으로 범죄를 저질러 경찰에 구속되거나 교도소에 수감되는 경우가 많다. 결혼생활의 적응도 어렵고 구타, 이혼 등이 많으며 술이나 약물을 상습적으로 사용한다.

또 자신의 이런 모든 행동에 대해서 옳고 그름을 모르는 것도 특징이다. 자신의 잘못에 대해서 통찰력이 전혀 없으며, 스스로 잘못을 인정하는 경우는 대개 자신의 행동으로 인하여 심각한 불이익을 받을 상황에 처해 있을 때에 한한다.

1/3 정도에서 소화 장애, 체중감소, 불면증, 피로, 두통, 인후이물감, 월경불순, 요통, 불안발작, 어지러움, 빈맥, 호흡장애, 신경과민, 구역질, 구토, 복통 등 비 특이적인 신체증상을 호소한다.

예후는 별로 좋지 않아서 많은 수에서 범죄자가 되어 수감생활을 하기도 하고, 가정을 이루지 못하여 떠돌이가 되기도 한다. 평생을 부모, 형제, 또는 자신과 가까운 사람들에게 기대어 살면서 반복적으로 그들을 곤경에 빠뜨린다. 그들 중 일부는 40대 이후 반사회적 행동의 강도가 약해지거나 아주 딴 사람이 되기도 한다. 그러나 전체적으로 볼 때 그들은 대부분 주변 사람들에게 심각한 파장을 일으키면서 살아간다.

3. 알코올의존증 환자의 방어기전

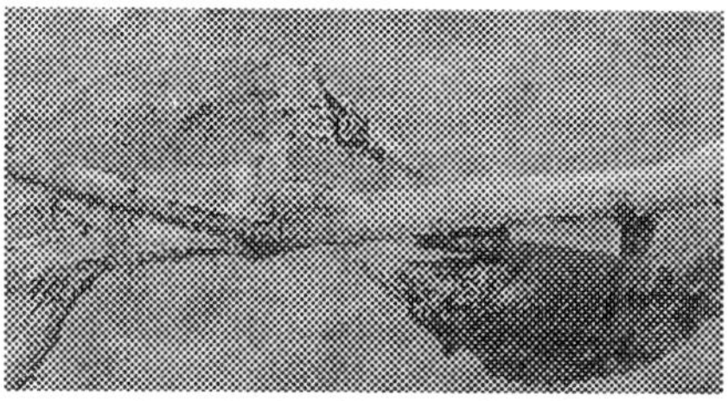

아프리카에 많이 살고 있는 파충류인 카멜레온(chameleon)은 몸의 빛깔을 자유롭게 바꾸는 것으로 유명하다. 이것은 주위환경에 적응함으로써 자신의 생명을 보호하려는 것이다. 인간도 역시 해부학적, 생리학적으로 외계에 적응을 할 뿐 아니라 심리적인 적응을 통하여서도 외부로부터 자신을 보호하려 한다. 이런 심리적 적응 장치가 있기 때문에 인간은 자신의 안정을 유지하고 욕구를 충족시키게 되며, 괴로운 불안으로부터 견디는 방어 능력을 갖게 된다. 다시 말하면 신체적인 위험이 닥쳐올 때 자동적으로 교감신경의 흥분을 비롯한 생리적인 자기 방위의 기제가 작동하듯이, 인간은 자신의 심리적 안정과 자존심에 위협을 받을 때 심리적 방어 기전이 작동하여 자신을 안전하게 보호한다.

그러나 자신을 지키려는 보호 장치인 방어 기전은 적절하게 사용되지 못할 때는 오히려 대인관계나 정신과적 치료 등에 장해 요인으로 작용할 수 있다.

알코올의존증 환자들의 경우 음주 사실을 아예 부정하거나, 축소시키거나, 다른 탓으로 돌리는 방어 기전을 많이 사용하는데, 이 경우에는 치료에 상당한 방해요소가 되므로 우선 이 문제부터 해결하는 것이 치료의 첫 번째이다. 알코올의존증 환자들이 흔히 사용하는 병적인 방어기전은 다음과 같은 것들이 있다.

1) 부정(denial)

알코올의존증 환자들은 계속해서 마셔대는 술로 인해 자신의 상황이 아무리 나빠져 가도 그것이 술 때문에 그렇게 되었다는 사실을 전혀 알지 못한다. 이것은 바로 부정(否定:denial)의 방어기전 때문이다.

부정이란 스스로 의식하게 되면 감당하기 어려운 생각이나 욕망, 충동을 인정하지 않으려고 하는 병적 방어기제의 하나이다. 예를 들면 어머니가 사망했음에도 불구하고 돌아가신 것이 아니라 딴 곳으로 여행을 갔다고 믿는 경우이다. 이것은 현실을 왜곡시키는 병적인 방어 기제이며, 정상인에서도 가끔 볼 수 있지만 보다 흔하게는 정신병에서 볼 수 있다.

알코올의존증 환자에서 주변의 모든 사람들이 그의 문제를 걱정하고 불안해 하지만 정작 자신만은 이 부정의 방어기전 때문에 자기 처지가 변해 가는 것과 계속해서 마시는 술과의 관계를 깨닫지 못한다. 이런 부정은 대개 무의식 수준에서 작용하기 때문에 환자 자신이 그것을 스스로 깨닫는다는 것은 쉽지 않다.

치료에서 가장 중요한 것은 이러한 부정의 심리 상태를 제거하고 자신의 문제를 정확히 깨닫도록 하는 것이다. 즉, 술로 인한 자신의 문제를 스스로 인정하고 받아들이는 것이 치료의 출발이다. 이런 용기가 있을 때 비로소 술로부터 자신을 구원할 수 있는 힘이 생긴다.

2) 투사(projection)

자기가 받아들이기 힘든 사실이나 느낌, 욕구 등을 자기 것으로 인정하지 않고 그것을 다른 사람 때문이라며 남에게 전가시키는 것을 말한다. 즉, 스스로 책임이라고 인정하면 마음이 너무 괴롭기 때문에 자기감정을 남에게 뒤집어

씌움으로써 자신은 마음 편하게 눈가림하고 있게 되는 것이다. 이 방어기전은 어린애들에게서는 정상적으로 나타날 수 있지만 성인에게서는 현실 자체를 왜곡하게 되는 것이므로 정상이라 할 수 없다.

심한 알코올의존증으로 입·퇴원을 반복하는 환자의 경우에 자신의 습관적인 음주를 부인이나 기타 다른 가족의 탓으로 돌리는 사람이 많이 있다. 그는 술을 마시는 이유가 아내 혹은 가족 내의 다른 사람 때문이라고 주장하지만 사실은 술 마시고 싶은 시기가 되면 아주 사소한 일로 트집을 잡아 싸움을 걸고, 그 싸움을 핑계로 술을 마시기 시작하는 것이다. 즉 자신의 술 마시는 잘못을 다른 사람의 탓으로 돌리는 투사의 방어기전을 보이는 것이다.

3) 합리화(rationalization)

어떤 행동 속에 숨어있는 실제의 이유 대신에 스스로 용납할 수 있는 그럴듯한 이유, 즉 가장 경우에 맞고 합리적이며 마음 편안한 이유를 대는 방어기전을 말한다. 이솝우화에 나오는 것처럼 여우가 포도를 보고 먹고 싶었지만 올라가서 따먹을 수 없게 되자, "저 포도는 틀림없이 시기 때문에 먹을 수 없을 거야"라고 하면서 포기하는 것이 합리화의 방어기전이다.

알코올의존증 환자들은 다시는 술을 마시지 않겠다고 다짐하고도 동창회 때문, 또는 사업 때문에 어쩔 수 없다는 이유를 대는 경우가 흔히 있다. 그러나 실제로는 스스로 마시고 싶은 충동 때문에 마시고 나서 합당하다고 생각되는 이유를 그렇게 대는 것이다.

4) 취소(Doing undoing)

자신이 저질렀던 행동의 결과를 그 전의 상태로 돌리려는 노력하는 것을 말한다. 취중에 물건을 부수거나 아내를 구타한 사람이 이튿날 어지러운 집안을 치우고 약을 사다 발라주고 아내에게 무릎을 꿇고 빌어서 그 행위 이전의 상태로 돌아가려고 노력하는 것으로, 이런 행동을 통해서 자신의 죄책감을 씻어내고 편한 상태로 돌아가고자 하는 방어기전이다.

5) 행동화(Acting out)

무의식적인 소망 또는 충동이 만족되지 않음으로써 생기는 갈등과 욕구불만을 피하기 위해 즉각 행동으로 옮기는 방어기전이다. 평소에 품고 있던 생각, 갈등 또는 적개심을 취중에 행동으로 옮기는 것으로, 부적절한 언행을 하게 된다.

6) 공격자와의 동일화 (Identification with the aggressor)

자신에게 두려움을 주는 존재의 특성을 따라하면서 그 두려움을 극복하는 방어 기전이다. 술에 취해 행패를 부리는 아버지를 경멸하고 두려워하던 아들이 커가면서 아버지와 똑같이 술에 취해 행패를 부리는 경우를 종종 볼 수 있다. 바로 자신에게 공포심을 주었던 공격자와 동일화함으로써 두려움을 극복하는 병적 방어기전이다.

7) 지식화(intellectualization)

의식적으로는 받아들이기 어려운 충동과 욕망을 피해가기 위해서 지적인 능력을 최대한 이용하는 방어기전이다. 이 방어기전은 자신의 감정을 최대한 누르고 필요 이상으로 장황한 논리를 펴는 것이 특징적이다.

알코올의존증 환자가 수차례 병원에 입 퇴원을 반복하여 잦은 정신과적 면담과 금주 프로그램에 참여한 후 이런 상태가 될 수 있다. 이 때 환자는 알코올의존증이 어떤 질병이며, 어떤 과정을 거치고 어떻게 되어간다는 것을 이론적으로는 누구보다도 잘 알고 있으며 자신의 문제점이 무엇이라는 것도 잘 아는 것처럼 말하지만, 진정한 병식(病識)이 생기지 않아서 문제의 핵심에 접근하지 못하고 실제로 행동도 변하지 않는다. 이런 상태에 있는 환자는 해박한 지식으로 무장하여 치료적 접근을 더욱 어렵게 한다.

4. 성숙한 방어기전

심리적인 안정을 위한 무의식적 노력인 방어기전은 인간으로 하여금 외부로부터의 자극에 적당히 대응하거나 적당히 회피하도록 하는 방식으로 이루어진다. 따라서 이런 방어기전을 많이 사용하면 할수록 그의 사고나 행동은 외부에 왜곡된 모습으로 비쳐지게 된다.

이런 방어기전은 그 성숙도에 따라 자기애적 방어기전, 미성숙 방어기전, 신경증적 방어기전, 그리고 성숙한 방어기전으로 구분할 수 있다. 이 중 가장 성숙하고 정상적인 사고 과정을 가지는 사람들의 주된 방어기전은 다음과 같은 것들이 있다.

1) 승화(昇華:sublimation)

방어 기전 중 가장 능률적이고 창조적인 것으로 본능

의 힘 특히 성적, 공격적 에너지를 개인적으로나 사회적으로 유용하게 돌려쓰는 기전을 승화라고 한다. 즉 본능대로 풀 수 없는 에너지를 운동, 학습, 그리고 음악이나 시, 미술 등의 예술 활동에 필요한 에너지로 사용하는 것이다.

2) 유머(humor)

자신과 타인에게 즐거움을 줄 수 있는 우스갯소리나 익살로 불쾌한 감정이 떠오르는 것을 막고 분위기를 부드럽게 만들어 가는 방어기전으로, 짜인 대본과 연습을 통해 보여주는 개그(gag)와는 다른 것이다. 지나치면 다른 사람의 마음을 은근히 상하게 하는 풍자나 비꼬는 언동(sarcasm)이 될 수 있다.

3) 이타주의(利他主義:altruism)

자신의 이익을 희생하고 남을 도와주는 행동을 말한다. 동물의 세계에서는 망을 보는 개체가 포식자의 접근이 있을 때 그 위험을 동족에게 알리기 위해 소리를 내는 것을 볼 수 있다. 그 때 그 개체는 소리를 지름으로 해서 자신이 희생될 수도 있지만 동족의 다른 개체들을 위험으로부터 구하는 것이다.

인간 세상에서도 다른 사람들이 곤경에 빠져있을 때 자신의 안전은 뒤로 한 채 그를 돕기 위해 목숨을 거는 경우가 종종 있다. 어떤 경우에는 반동형성(Reaction formation)의 한 형태로 해석할 수도 있으나, 이타주의는 남을 위해 자신을 희생할 수도 있다는 점에서 한 차원 높은 성숙한 방어기전이다.

VI. 알코올의존증을 유발하는 선행 질병 및 상태

알코올의존증과 관련이 있는 정신과적인 질병들은 마약 등 물질 남용 장애, 성격장애, 특히 반사회적 성격장애, 기분장애 그리고 불안 장애 등이 있다. 또한 알코올의존증은 자살과도 매우 밀접한 관계를 갖고 있다.

1. 기분장애(Mood disorder)

알코올의존증 환자의 30~40%는 일생을 통해 특정 기간 동안 주요 우울증(Major depressive disorder)의 진단 기준에 부합된다. 특히 우울증은 남자보다는 여자에 더욱 많다. 낮 시간에 술을 많이 마시는 사람, 그리고 알코올 남용의 가족력이 있는 사람에서 우울증이 많이 발견된다.

알코올 관련 질환과 주요 우울증을 가진 사람의 경우 자살율이 더욱 높고 다른 물질 남용의 가능성도 높다. 기분이 지나치게 올라가는 질병인 조증 상태의 환자는 그들의 조증 에피소드에 알코올을 사용함으로써 알코올과 관련된 질병이 병발할 가능성이 높아진다.

어떤 연구에 의하면 알코올 관련 질병의 진단과 우울증의 진단을 함께 받는 환자의 경우, 뇌척수액에 도파민의 대사 물질인 HMV(Homovallinic acid)와 γ-aminobutylic acid(GABA)의 농도가 낮다고 한다.

2. 불안장애(Anxiety disorder)

많은 사람들은 불안이 감소되는 효과를 느끼기 위해서 알코올을 사용하기도 한다. 알코올 관련 질환이 우울증과 깊은 관련이 있는 것과 마찬가지로 약 25~50%의 환자는 불안장애(Anxiety disorder)와 관련이 있다.

1) 공포장애(phobia)와 공황장애(Panic disorder)

공포장애(phobia)와 공황장애(panic disorder)는 불안한 심리 상태를 갖는 알코올의존증 환자 그룹에서 가장 많이 발견되는 질병들이다. 어떤 환자들은 광장공포증

(agoraphobia)이나 사회공포증(social phobia)을 자가 치료할 목적으로 알코올을 섭취하기도 한다.

2) 알코올의존증 후 생기는 불안장애

알코올의존증이 되기 전까지 이런 질병 상태가 전혀 없었던 사람들 중 알코올을 오랫동안 남용한 후에 공황장애 또는 범 불안 장애가 생기는 경우가 있다. 대개 오랜 기간 동안 심한 폭음을 한 후 발생하는 금단증상과 함께 오는 경우가 많으며 오랫동안 술을 끊으면 없어지는 것이 대부분이다. 그러나 어떤 경우에는 일단 증상이 발현된 후 알코올의 섭취와 관계없이 계속되는 경우도 있다. 잠재된 불안 장애 또는 공황장애에 알코올이 방아쇠 역할(trigger)을 해서 그 질병을 표면화시킨 것이며, 상당한 기간 동안 약물 치료를 해야 한다.

VII. 알코올의존증의 증상

1. 알코올의존증의 초기 증상

알코올의존증의 초기 증상은 본인은 물론이고 가족이나 친구 등 어느 누구도 모른다. 대학에 입학하여, 또는 직장에 입사하여 처음으로 과음을 하고 인사불성이 되어 돌아온 아들을 알코올 중독자라고 말하는 부모는 아무도 없다. 이들이 나중에 다 알코올의존증 환자가 되는 것 또한 아니다. 이튿날 술이 깬 당사자는 너무 고생을 심하게 치른 나머지 다시는 술을 안 마셔야겠다고 말한다. 그러나 자의에 의하건 타의에 의하건 이런 급성 중독증의 상태는 그 후로도 간헐적으로 반복된다.

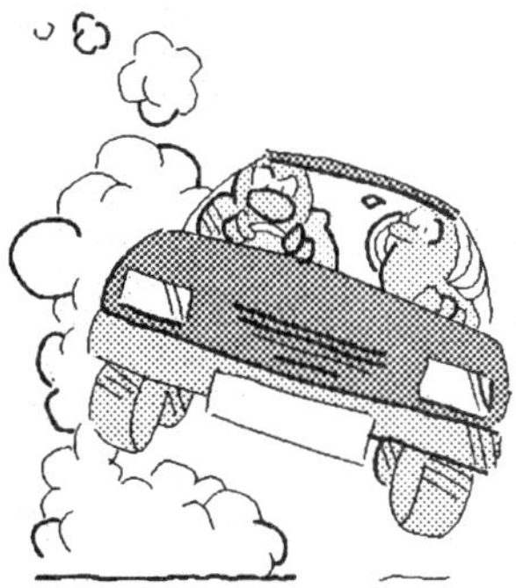

처음 과음을 한 후 어떤 이는 단지 어지럽고 숨이 차고 다리에 힘이 빠지며 졸리고 집중력이 떨어지는 등의 불쾌한 느낌만을 호소하지만, 어떤 이는 술을 마신 후 다른 느낌을 받기도 한다.

대개 어떤 이유로든 불안감을 가지고 있거나 심각한 고민에 빠져 있던 사람, 다른 사람과 어울리는 데에 어려움을 느끼고 있었던 사람들의 경우는 처음 몇 잔이 주는 술의 느낌이 보통 사람들과는 전혀 다를 수도 있다.

우선 술을 마신 후 마음이 안정되고 자신감이 생기며

거북하게 느껴졌던 다른 사람과의 대화가 잘 풀려간다는 느낌을 받게 된다. 늘 마음을 무겁게 억누르고 있던 고민으로부터 해방감을 맛보고, 움츠렸던 어깨가 펼쳐지면서 생각이 자유로워진다는 것을 느끼게 된다.

물론 이런 느낌은 지나치게 과음하게 됨에 따라서 과잉 행동으로 이어지고, 그래서 해서는 안 될 말도 주저 없이 내뱉거나, 주변 사람의 시선을 아랑곳하지 않고 크게 웃거나 분노를 터뜨리거나 주책없이 우는 등의 절제되지 않은 감정을 노출시킬 수도 있다.

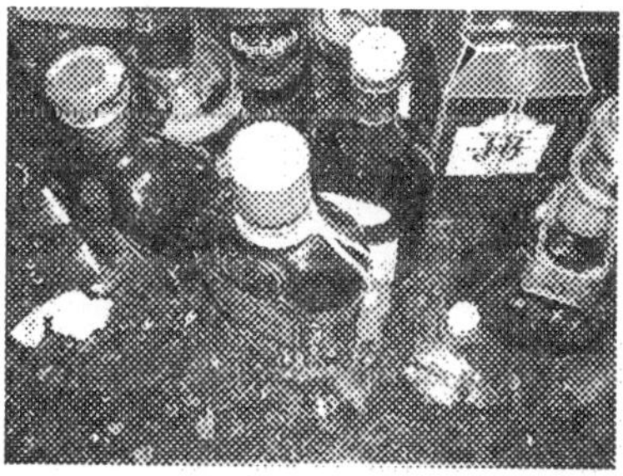

이렇게 술에 취함으로써 느끼게 되는 다양한 감정 반응들, 즉 전에 없이 자신감이 생겼다던가, 참을성 없이 남을 비방하거나 울음을 터뜨리거나 격분하여 술자리를 엉망으로 만들었다던가 하는 경험들은 시간이 가면서 음주 행동을 강화(reinforcement)하기도 하지만 동시에 자기만의 은밀한 죄책감과 수치감에 빠지게 하는 결과를 초래하기도 한다. 그래서 자주 술을 마시는 동안 자책감과 자기 비하의 심리 상태도 함께 자라게 된다.

장차 알코올의존증으로 발전할 가능성이 있는 예비 중독자의 행동과 생각의 변화는 다음과 같은 것들이 있다. 이런 행동의 변화는 처음에는 워낙 사소한 것이라고 여겨지기도 하고, 때로는 술자리의 분위기에 휩쓸려 주변 사람들이 눈치채지 못하기도 하고, 일부는 술에 관대한 우리 사회의 통념 때문에 쉽게 양해되고 넘어가기도 하는 것들이다.

1) 행동의 변화

장차 알코올의존증으로 발전할 가능성을 가지고 있는 사람은 아주 작고 사소한 부분에서부터 행동상의 변화가 찾아온다. 청소년기에 일찍부터 술을 마시기 시작하고 은밀하게 숨어서 마셔왔던 문제아(delinquent)들이라도 이들이 후일 알코올의존증으로 발전하게 될지 그렇지 않을지, 또는 다른 형태의 문제를 가지고 살아갈지 그 시점에서는 사실상 알지 못한다. 문제가 되는 시기는 술을 터놓고 마실 수 있고 사회적으로도 용납이 되는 때부터이다. 대개 대학에 가거나 직장 생활을 시작하는 시기로, 보통 20대 초반부터 조금씩 문제가 일어나기 시작한다.

① 자주 술을 마신다.

처음에 남들이 객관적으로 알 수 있는 것은 그가 술을

남들보다 자주 마신다는 것뿐이다. 그러나 이것도 회식 자리에 으레 맥주나 소주잔이 돌아가는 분위기 하에서는 술자리에 자주 참석한다는 사실만으로 그 문제를 알아채기는 쉽지가 않다. 어떤 면에서는 모든 모임에 잘 참석하고 분위기를 위해 노력하는 적극적인 사람으로 비춰지기도 한다.

모든 알코올 환자가 그렇듯이 그도 처음에는 사회적 음주자(social drinker)의 범위에 들어 있는 듯하고, 실제로 그렇다. 그러나 시간이 가면서 다른 사람보다 마시는 술의 양이 많고, 또 아무도 강권하지 않아도 한 번에 술잔을 비우는 등 급하게 마시는 경향이 있다는 것이 눈에 띄게 된다.

그는 다른 사람이 술을 권하지 않아 스스로 따라 마시기가 서먹해지면 먼저 나서서 다른 사람에게 잔을 돌리기도 한다. 그러나 다른 사람에게 권했던 술잔이 자신에게 돌아오지 않으면 기분이 상하는 것을 경험한다.

② 술자리에서의 행동과 태도가 바뀐다.

술을 자주 마시고 또 다른 사람보다 많이 마신다는 것이 사소한 변화라면 그 보다 다소 진전된 변화는 술자리에서의 행동과 태도가 조금씩 전과 달라진다는 점이다. 원래 조용한 성격을 가지고 있던 사람이 자주 술을 마시면서 다소 거친 행동을 보이기 시작한다. 대부분의 사람들이 술을 마시면 말이 많아지고 흥분하는 경향이 있다는 사실을 감안하면 이것 또한 크게 문제가 되지 않는 듯하다.

그러나 어느 날 특별한 이유도 없이 폭음을 하고 인사불성이 되는 것을 보면서 주변 사람들은 그에게 의아한 마음을 갖게 된다. 예컨대 "그렇게 흥분할 일이 아닌데 그가 좀 과민한 것 같다"는 생각을 하게 된다. 이런 사건은 시간이 가면서 잠잠했다가 또다시 문제를 일으키게 되는데, 이때 주변 사람들은 그에게 "오늘은 좀 과하니 그만 마시는 것이 좋겠다"는 권고를 하게 된다. 대개 이럴 때 그는 기분이 나빠지는 것을 경험한다.

이런 절제에 대한 권고를 받기 시작하면서 처음 몇 번은 받아들이기도 하고 "오늘만큼은 한 병만 더"라고 사정을 하기도 하면서도 결국은 술을 더 마신다. 그러나 충분한 만큼의 술을 마시지 못하면 왠지 나빠진 기분이 풀리지 않는다. 그는 다른 사람들과 함께 더 마시는 것이 여의치 않으면 혼자 귀가하다가 술집에 다시 들러 만족감이 올 때까지 더 마시기도 한다.

③ 안주를 안 먹거나 식사를 거른다.

보통 알코올의존증으로 발전할 가능성이 큰 사람은

일단 술이 들어가면 식사를 잘 안 한다는 특징을 보인다. 기분 좋게 시작한 술자리에서도 술이 먼저 들어가면 안주를 먹거나 식사를 하는데 신경을 쓰지 않고 계속해서 술을 마시고 싶어 한다. 알코올은 칼로리가 높기 때문에 술을 마시면 당장에는 허기를 느끼지 못 한다는 특징이 있다. 이런 사람들은 보통 술자리에서 "이제 식사를 좀 하라"는 권유를 자주 받게 된다.

④ 취한 후 기억상실(black out)이 잦아진다.

과음한 후의 최초의 기억상실은 본인을 매우 당혹스럽게 만든다. 여관방이나 자기 집 안방에서나 눈을 뜬 후에 자신이 왜, 어떻게 해서 지금 이곳에 와있는지 알지 못 하여 두려움이 생긴다. 이른바 필름 끊김 현상이다. 거기에다 옷이 찢어져 있거나 손등에 피가 묻어 있거나 할 경우에는 자신이 남을 해치지나 않았을까 하는 걱정과 두려움에 휩싸이게 된다.

대개 간밤의 일을 골똘히 생각하는데, 술에 취해 직장 상사에게 대들었다든지 동료와 사소한 문제로 시비를 걸었다든지 하는 데까지 기억이 떠오르면 필경 자신이 그들을 때렸거나 해쳤을 것이라고 생각하게 된다.

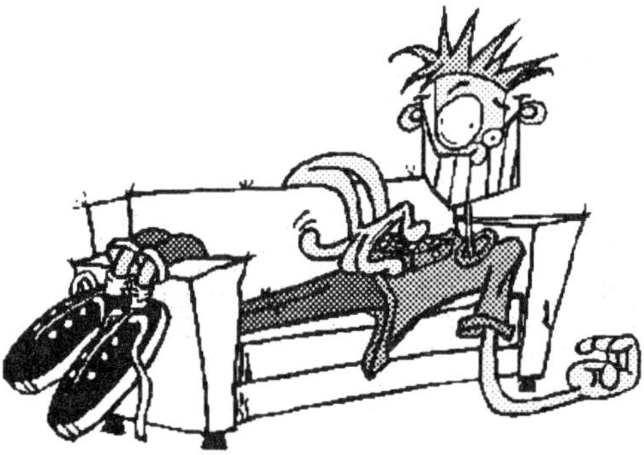

처음 기억상실이 생긴 후에는 똑같은 현상이 잘 일어나는 경향이 있다. 기억 상실은 급하게 많은 양의 술을 마셨을 때 어떤 경험을 뇌에 기억시키는 기명(記銘: registration)의 장애가 생겨서 발생하는 것이다. 이것은 도수가 높은 술을 급하게 마시면 누구에게라도 올 수 있는 현상이다. 따라서 술을 급하게 마시는 습관이 있는 사람에게는 필름 끊김이 잘 발생하고, 이것은 한 번 발생하면 술에 취할 때마다 거의 매 번 반복하는 경향이 있다. 또 만성적으로 술에 절어 살게되면 이 현상은 어김없이 계속되면서도 타인의 눈에는 취한 사람의 행동이 아닌 것으로 느껴질 수도 있다.

일시적인 기억상실(Black out)

기억을 담당하는 뇌의 일시적 장애로 보고 듣고 말한 것을 전부 또는 일부 기억하지 못하는 상태. 속칭 필름이 끊긴 상태를 말한다. 이것은 알코올이 대뇌의 해마와 측두엽에서 일어나는 새로운 기억의 화학적 저장을 방해하기 때문이다. 그러나 이때에도 장기 기억이나 지능은 상대적으로 잘 유지되고 있다. 그래서 이렇게 취한 상태에서도 다른 사람과 이야기를 주고 받을 수가 있기 때문에 상대방은 그 사람이 어떤 상태에 빠져 있는지 알 수 없는 경우도 많다.

단기 내성(Short term tolerance)

수 시간 이상 계속 폭음을 하는 사람들의 경우 술을 마시기 시작한지 얼마 후에는 기억상실(black out)이 오지만 쉬지 않고 계속 마시면 어느 순간 정신이 돌아오고 계속해서 더 많은 양을 마실 수 있는 상태가 된다.

이것은 갑자기 마신 다량의 알코올로 인해 간장의 해독 능력이 일단 한계에 도달했다가 계속 들어오는 술 때문에 간장이 억지로 해독 능력을 강화시킴으로써 생기는 현상이다. 간에 치명적인 손상을 일으킨다.

2) 생각과 감정의 변화

① 술자리에서 처음의 생각이 변한다.

술에 취해서 한 두 번의 실수를 해 본 사람은 처음에는 자신이 지난번에 저질렀던 실수를 생각하며 "오늘은 적게 마셔야지"라고 결심한다. 그러나 처음 한두 잔 마실 때는 그런 생각을 유지하지만 잠시 지나면 곧 잊어버린다. 몇 잔의 술을 마신 후에는 처음의 걱정이나 초조함이 사라져 버리고 다시 옛날처럼 마시게 된다. 이런 행동은 일종의 반복 강박(repetition compulsion)으로 계속해서 반복하게 된다.

또 술에 취해 실수를 한 경험이 자꾸 쌓여 가면 맑은 정신이 돌아왔을 때 자신에 대해 무척 실망하고 침울한 기분에 휩싸이게 된다. 그러나 여전히 술자리에 가면 처음처럼 하던 행동을 반복하게 된다. 이런 행동은 시간이 가면서 다소간의 패턴 변화는 있을지언정 끝없이 지속되는 경향을 보인다.

② 과민 반응을 한다. 화를 참지 못한다.

알코올의존증 환자는 자신의 술 문제에 대해 주변 사람이 이야기하면 참지 못한다. 이런 행동은 직장의 동료나 친구가 이야기하는 것보다는 자신의 가족, 예컨대 부인이 말할 때 더욱 격렬한 반응을 보이는 경향이 있다. 이것은 자신이 술 문제가 있다는 사실을 어렴풋이나마 알고 있기 때문에 과민반응을 일으키는 것이다. 동시에 그는 상대방에게

화살을 돌린다. 문제의 본질을 다른 곳으로 바꾸는 알코올의존증 환자의 특유한 방어기전인 투사(projection)를 보이는 것이다.

그는 자연스럽게 술을 마시지 않을 수 없는 자신의 처지를 부각시킴으로써 제 삼자의 눈에는 부인이 원인을 제공하는 사람이라는 인상을 받게 만들기도 한다. 이런 행동은 자신이 의도적으로 한다기보다는 오랜 기간 동안 술을 마시면서 자연스럽게 몸에 배어 있는 방어기전이 그렇게 하는 것이다. 후일 그의 알코올의존증이 치료를 받아야 할 만큼 크게 문제되었을 때 치료 과정에서 꼭 느끼고 통찰력이 돌아와야만 할 부분이다.

③ 자제력을 잃기 시작한다.

술을 계속해서 마시는 동안 그는 심각한 통제력의 상실에 직면하게 된다. 저녁 식사 때 반주로 마시기 시작한 소주로 취기가 돌면서 일상의 걱정은 모두 뒷전으로 밀려난다.

대개 자리를 옮겨가며 술자리를 계속하려는 습성을 보이는데, 보통 '이차'라고 부르는 맥주나 양주를 마시는 술집을 찾게 된다. 처음에는 자신의 능력 한도 내에서 술을 마시겠다고 결심하지만, 술이 들어가고 시간이 흐르면서 그 결심은 눈 녹듯이 사라진다.

취중에 과대적인 경향이 생겨서 값이 비싼 고급 양주를 병째 주문하여 마시기도 한다. 내킨 김에 술시중하는 아가씨를 부르기도 하고 술값 걱정은 전혀 없는 양 호언장담하고 만취된다. 술 마시는 시간 내내 기분이 좋으면 호방하게 팁을 뿌리기도 한다. 그러나 이러는 중에도 술시중이 부족하다고 느끼거나 대접을 소홀히 받고 있다는 느낌이 들면 금방 기분이 나빠지고 폭언을 하거나 행패를 부리기도 한다.

취중에 돈을 과다하게 쓰거나 팁을 마구 뿌리는 행위, 술이 취하면 처음과는 달리 말과 행동이 거칠어지는 이상 행동은 그가 평소에 남모르게 가지고 있던 열등의식(inferiority complex)을 반영하는 것이다. 돈과 권력에 대한 평소의 무의식적 욕망과 상대적 열등감이 취중에 방종과 무절제(extravagancy)로 표현된다.

④ 술이 깨면 불안감이 온다.

술이 깨면서 전날 자신이 저질렀던 과다한 행동의 결과에 대해 걱정이 밀려온다. 특히 술이 깬 후 전날의 일들이 떠오르지 않고 무슨 일이 어떻게 벌어졌는지 알 수 없을 때는 더욱 심한 불안에 빠진다.

어떤 사람은 이런 불안감과 초조감을 없앨 목적으로 일어나자마자 술을 마셔버리기도 한다. 그는 또 지갑을 열어 보기를 두려워한다. 얼마나 많은 술을 마셨는지, 얼마를 카드로 결제했는지 알 수 없어서 걱정과 두려움이 앞서면서 차라리 이런 상황을 잊어버리고 회피하고 싶어 한다.

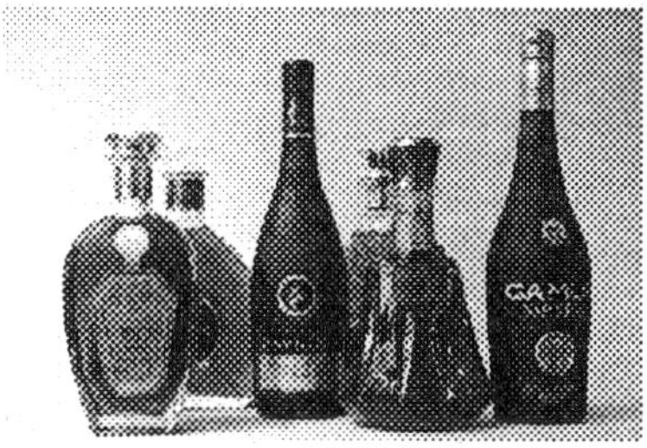

술을 마신 후 집안에 돌아와서 아내와 자식에게 평소의 분풀이를 하는 습성이 있는 사람 중에는 다른 사람이 도저히 이해하기 어려운 이상 행동을 하는 경우도 있다. 밤새 행패를 부리고 집안의 물건을 때려 부수거나 부인을 때리고 위협하던 사람이 아침이 되면 아주 딴사람이 되는 경우가 그것이다. 술이 깨고 나면 집안에 부서진 집기들을 정리하거나 자신이 때려서 부은 아내의 얼굴을 어루만지거나 그 앞에 무릎을 꿇고 빌기도 한다. 자신이 저지른 행동을 수습하려는 몸부림이다(doing undoing).

이 정도로 극적인 행동 취소를 보이는 사람이 아닌 경

우, 이튿날 아내가 바가지를 긁는 것을 묵묵히 참으면서 듣는 사람도 있다. 일부는 자신이 잘못 했다는 것을 인정하기 때문이지만, 어떤 경우에는 간밤에 술에 취해 기억나지 않는 부분을 아내의 입을 통해 들으면서 기억해내려고 애쓰는 경우도 있다.

성격에 따라서는 자신이 술에 취해 기억력을 잃어버렸다는 사실이 노출되는 것 자체를 두려워해서 모든 것을 다 기억하고 있는 것처럼 행동하기도 한다. 이런 경우 자신이 기억을 못한다는 사실이 노출되는 것을 사전에 막기 위해 극도로 말을 아끼기도 한다. 술이 깨고 나서 아내나 자식이 간밤에 했던 자신의 행동을 이야기해줄 때 그는 자신이 기억하지 못하는 부분을 짜깁기하면서 심각한 자존심의 추락을 경험한다.

⑤ 약속을 쉽게 어기고 거짓말이 늘어간다.

모든 사람들이 술을 습관적으로 마셔 가는 동안에 가족, 친지 또는 친구나 직장 동료들과 필연적으로 갈등이 생긴다. 늦은 시각까지 술을 마시느라고 귀가하지 못하는 날이 잦아지면서 처음에는 초조해하고 갈등을 느끼지만 시간이 흐르면서 그런 걱정은 아무 것도 아닌 것처럼 느껴진다. 그래서 중요한 집안의 행사로 먼 곳에서 손님이 찾아오거나

온 친척이 다 모인 날에도 만취되어 결국 제 시간에 나타나지 않고 일을 그르치는 경우가 자주 생긴다.

이런 상황에서 가족들의 비난을 피하기 위해 거짓말을 하는 일이 많아지게 된다. 가까운 사람이나 직장 동료가 상을 당했다거나 먼 곳에서 사는 친구가 갑자기 찾아왔다고 하기도 한다. 모두 다 술을 마시기 위한 핑계에 불과하지만, 그런 거짓말이 들통난 후에도 그 문제를 직면(直面)하려 하지 않고 끝까지 우기는 경우가 많다.

⑥ 관심사가 줄어든다.

원래 스포츠나 영화 감상, 독서 등을 좋아하던 사람이 술에 젖어가면서 그런 일에 관심을 갖지 않게 된다. 그의 관심사는 오로지 술에 국한된다. 때로는 갑자기 성경책을 열심히 읽겠다고 들고 다니거나, 새로운 공부를 한다며 학원에 등록을 하기도 한다. 그러나 그런 일은 별로 오래 가지 못한다. 그런 행동의 대부분은 가족을 비롯한 주변 사람들에게 보여주기 위한 체면치레(showing)에 불과하다.

⑦ 시간관념이 줄어든다.

알코올의존증 환자는 술을 지나치게 마시고 장취(長醉)하면서 시간에 관한 관념이 확연히 줄어든다. 그는 한밤

중에도 달그락거리며 물건을 정리한다고 하기도 하고 새벽에 일찍 깨서 술을 찾다가 집안에 술이 없으면 아무런 거리낌도 없이 밖으로 술을 사러 나가기도 한다. 밤새 혼자서 술을 마시고 다른 가족들이 일어나서 움직일 시간에는 취해서 쓰러져 자는 일이 흔하게 생긴다.

2. 알코올의존증의 중장기적 증상

알코올의존증이 계속되면서 그 피해는 본인 뿐 아니라 주변의 다른 사람들에게도 많은 영향을 끼친다. 원래 정상적으로 잘 생활하던 사람이 알코올에 탐닉하여 의존증 환자가 되어 가면 여러 가지 사회적인 능력이 떨어지고 문제해결 능력이 없어져간다. 동시에 잦은 감정적 변화로 인하여 가족을 비롯한 모든 사람들과의 관계가 악화된다. 시간이 가면서 이런 문제들은 더욱 진행되어 심각한 지경에 이르게 된다.

술을 마시기 위해 점점 더 많은 거짓말을 하면서 나중에는 그의 말이 진실하지 않다는 사실을 가족을 비롯한 주변의 모든 사람이 알게 된다. 그러나 이런 문제를 주변 사람이 지적하면 몹시 방어적이 되고 예민한 반응을 보인다. 그는 다른 사람의 충고를 받아들이지 못하고, 자기의 주장을 관철시키기 위하여 곧잘 억지를 부린다. 그는 또 모든 일을 자기중심적으로 처리하고 고집을 부리며, 때로는 쓸 데 없는 자만심과 만용을 보이기도 한다.

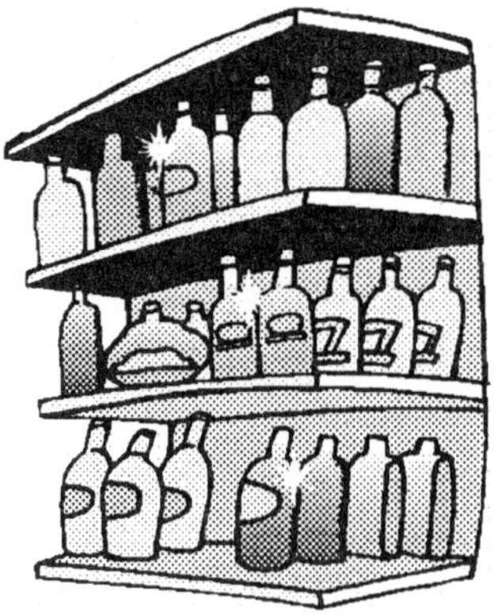

시간이 가면서 그의 마음속에는 세상과 사람들에 대해서 이유 없는 원한과 분노가 들끓게 된다. 신문이나 방송에서 다른 사람들의 비리를 접하면 필요 이상으로 흥분하고 과격한 표현도 서슴없이 사용하면서, 자신만이 도덕군자인 것처럼 행세하기도 한다.

술자리에서 어떤 이가 마음에 들지 않으면 참지 못하고 분노를 폭발시키는데, 주변 사람들은 그가 그토록 화를 내야 할 이유를 이해하지 못한다. 대개 벌어진 상황으로 미루어 그가 지나치게 과격한 반응을 한 것이거나 오히려 자신이 문제를 그렇게 만들어 가는 경우일 때가 더 많다.

술에 취해 있지 않을 때도 판단력이 나빠져서 주변 사람들을 몹시 곤혹스럽게도 하고, 쓸데 없는 일에 많은 돈을 쓰면서 허황된 공명심에 사로잡히기도 한다.

그러다가도 어느 순간 자신에 대한 비하 감정이 불현듯이 솟아나면서 자신은 이 세상에 살아갈 가치가 없는 사람이라고 느낀다. 자신에게서 가족과 친구들이 등을 돌렸다고 생각하면서 한없는 외로움을 느끼고 죽어버릴까 하고도 생각한다. 자신이 죽어버려서 가족들의 가슴을 아프게 하고 복수를 할 결심도 한다. 대개 자살 시도에 비해서 성공률은 높지 않지만 죽음에 대해서 자주 생각하고 충동적으로 자해를 하기도 한다. 대개 이런 감정들은 그에게 다시금 술을 마실 동기를 제공하는 계기가 된다.

술이 깨면 그는 전에 비해 더욱 심한 불안감과 초조감을 경험하게 되고 쉽게 분노가 폭발하는 것을 경험한다. 그러면서도 일상생활에서 일어나는 모든 일에 한층 깊은 두려움을 느끼게 된다. 그는 현실에서 벌어지는 사소한 어려움조차도 견뎌내지 못하고 곧바로 술에 의지하는 행동의 퇴행을 보인다.

1) 술에 더욱 집착하고 해장술을 마신다.

오랜 기간 동안 술을 마시면 한 번에 마실 수 있는 술의 양이 증가하여 어느 시점까지 계속 그런 상태를 유지한다. 또 마시는 빈도가 계속 증가하여 나중에는 거의 매일 마시게 된다. 때로 하루 이틀 정도 술을 마시지 않는 시기가 있는데, 이때는 대개 간의 해독능력이 포화상태가 되어 더 이상 마실 수 없기 때문에 그런 것이다.

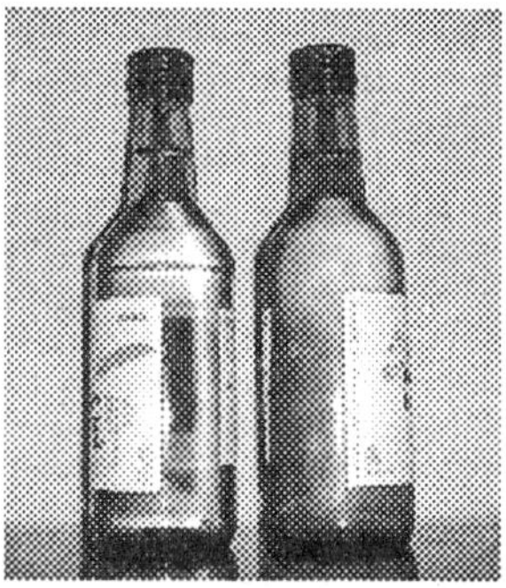

이런 시기가 오랫동안 지속되면 술이 깰 때 금단증상으로 손 떨림과 함께 심한 불안감이 생기는데, 이를 해결하기 위해 아침 일찍 해장술을 마시기 시작한다. 알코올의존증이 진행되면서 가정생활, 직장의 출근 등은 뒷전이 되어가고 그의 모든 관심사는 술을 마시는 것으로 귀결된다.

처음 한두 번 결근을 할 때는 그럴싸한 변명을 대거나 마치 아파서 그런 것처럼 하는 경우가 많다. 때로는 부인을 시켜서 직장에 대신 전화하게 하고 하루 종일 집안에 누어 잠을 자기도 한다. 그는 점점 더 게을러지고 깨어 있을 때는 술 마시는 일 외에 아무 것도 머릿 속에 들어오는 것이 없게 된다.

2) 술 이야기에 집착하거나 일부러 회피한다.

알코올의존증이 계속되는 동안 그의 관심사는 거의

모든 부분에서 술에 귀착된다. 술이 깰 때쯤이면 거의 기진맥진하고 사람들과 대화조차 하기 싫어지지만 다시 술을 마시기 시작하면 술에 관한 이야기를 하기를 좋아한다. 과거에 누구랑 어디에서 얼마만큼의 술을 마셨다는 이야기를 반복적으로 하면서 은근히 "누구는 나보다 훨씬 많이 마시더라" 또는 "그 사람과 비교해보면 나는 많이 마시는 사람이 아니다"라며 마치 자신은 술에 관해 문제가 없는 것처럼 이야기하고 싶어한다.

자신이 술에 관해 많은 문제를 갖고 있다는 사실을 느끼고 있는 경우에는 오히려 술에 관한 이야기를 일절 하지 않으려는 경향을 보인다. 술에 관해 이야기하고 다른 사람과 주량과 음주 습관을 비교하면서 불안해지는 것을 피하기 위해 일부러 딴 이야기로 화제를 바꾸기도 한다.

3) 불면증이 생긴다.

술을 계속 마시고 취해서 잠이 드는 습관을 가지면 나중에는 술을 마시지 않으면 전혀 잠을 이룰 수가 없게 된다. 그래서 잠을 자기 위해서라도 술을 한두 병씩 마시지 않으면 안 된다.

그러나 이런 일이 계속되면 나중에는 취해서 잠이 들

어도 한 두 시간 밖에 잠을 자지 못하고 금방 깨게 된다. 같은 수면효과를 내기 위해서 점점 더 많은 양의 술을 마셔야만 하는 상태가 된다. 계속 진행되면 술을 마셔도 거의 잠을 이루지 못 하고 자주 깨는, 이른바 도막 잠을 자게 된다.

4) 몰래 술을 마신다.

알코올의존증이 계속 진행되면서 출근 전이나 중요한 일을 하기 전에 술을 몰래 마시는 일이 잦아지게 된다. 긴장을 해야 하는 상황이 오면 마음이 불안해져서 술을 미리 마셔야 일을 할 수 있게 된다. 이럴 때는 대개 소주를 맥주잔에 가득 따라 단숨에 마신다. 어떤 사람은 소주를 병째 입에 대고 단숨에 마셔버리기도 한다. 사람들은 이런 광경을 '나팔 분다' 라고 하기도 한다.

5) 기억상실이 더욱 잦아진다.

술 마신 후의 기억상실(black out)이 점점 더 심해지면서 나중에는 그런 상태에 적응하기도 한다. 중요한 회의에 참석하고, 회의를 진행하고, 부하 직원들에게 할 일을 분담시키기도 하는 등 모든 일을 마치 술 취하지 않은 사람처럼 해내고는 이튿날 까맣게 잊어버리고 같은 일을 반복하기도 한다.

6) 술병을 진열하거나 안 보이는 곳에 감춘다.

알코올의존증 환자에게 가족이 적극적으로 개입하기 전에는 그는 대개 술을 모으거나 그것을 진열하고 감상하며 자랑하기를 좋아한다. 어떤 경우에는 자기가 스스로 비싼 술을 사들고 와서 진열하고 그 술에 대해 적극적으로 설명하기도 한다. 그러나 이토록 애지중지 모은 술을 어느 날 갑작스럽게 마셔버리기도 한다.

가족들이 그런 행동에 대해서 비난하면 보이지 않는 곳, 예컨대 냉장고의 깊숙한 서랍이나 찬장 뒤, 책장 뒤에 술을 감추어 둔다. 때로 자신의 술 문제로 집안이 시끄러우면 다시는 술을 마시지 않겠다며 눈에 띄는 곳에서 모조리 술을 치우기도 한다. 그러나 술병은 예상치 못한 곳에서 발견된다. 여자 알코올 중독자의 경우에는 남편이나 다른 가족이 눈치 채지 못하게 소주병을 쌀통 속에 박아서 보관하기도 한다.

이런 행동은 당장 술을 마시지 않더라도 언제든지 필요하면 마실 수 있게 준비하는 것이다. 알코올의존증 환자는 집안에 술이 없으면 마음이 초조해진다. 그래서 집안 어디든지 술병을 감추어 두지 않으면 안 된다. 이런 행동은 그를 더욱 수치스럽고 불안하게 만들고 스스로를 비겁하다고 느끼게 만든다.

7) 가족과 친구가 멀어져 간다.

술자리에서 과음하고 실수를 하고 분위기를 엉뚱하게 만들어 가는 일이 반복되면서 사람들은 그와 함께 식사를 하거나 술을 마시는 일을 피하게 된다. 대개 사람들은 그가 술을 마실 목적으로 자신들을 만나려 한다는 것을 눈치 채기 때문에 이것저것 핑계를 대면서 그 자리를 피하려고 한다. 이런 분위기를 느끼면서 그는 세상으로부터 버림받은 절망감에 빠진다.

그래서 혼자서 술을 마시고 주변 사람들을 더욱 원망하게 된다. 그는 시간이 갈수록 주변 사람의 통제를 받지 않도록 차라리 혼자서 술을 마시는 것이 편하다고 느끼게 된다.

8) 죄책감, 수치감이 더욱 심해지고, 도덕적으로 타락한다.

시간이 가면서 자신의 행동에 대한 실망감이 배가되어 간다. 그러나 이런 감정은 외부에 대해서는 자신을 철두철미하고 실수하지 않는 사람으로 보이게 하려는 방어 기전 때문에 더욱 거만하고 가식적인 모습으로 변해간다.

그러나 일단 술이 들어가면 자신이 해야 할 일을 모두 잊어먹고 판단력이 흐려져서 해서는 안 될 일도 저지르게 된다. 회사의 상사나 동료에게 실수를 저지르는 일이 잦아지고, 주위 사람들에게는 어쩔 수 없는 사람이라는 평가를 받고 소외되어 간다. 취중에 저지른 실수 때문에 타인에게 사과를 하거나 용서를 빌어야 하는 일이 자주 발생되면서 자존심은 끝없이 추락해간다.

이런 자존심의 상처는 은연중 보상을 받으려는 심리가 작용해서 상대하기 쉬운 주변의 사람들에게 필요 이상으로 분노의 폭발을 보이거나, 날카롭게 질책을 하거나, 변덕을 부리는 등의 행동으로 나타나게 된다. 그리하여 그는 주변사람들에게 상대하기 어려운 특별한 사람으로 취급당하게 된다.

때로 술 마시는 일에 회사의 공금을 자신의 돈처럼 사용해버리거나, 많은 빚을 지고도 책임지지 못하게 되어 거짓말을 계속해대기도 한다. 계속되는 무단결근으로 직장에서 쫓겨나기도 하고 동료와 상사를 볼 염치가 없어서 스스로 그만두기도 한다.

잔소리를 해대는 가족을 피해 먼 친척집에 가있거나 노숙자 시설 같은 곳에 피신해 있기도 한다. 그러나 그것도 오래 가지는 못한다. 술을 사기 위해 돈을 구할 수 있는 곳은 자신의 집밖에는 없기 때문에 그는 어슬렁거리며 다시 집으로 돌아온다.

9) 술의 내성이 줄어들기 시작한다.

알코올의존증 환자가 오랫동안 술을 마시는 동안 어느 시점부터는 갑자기 술에 빨리 취하기 시작한다. 평소에 소주를 두 병 이상 마시던 사람이 주량이 줄어들면서 한두 잔의 술로 만취되어 몸을 가누기가 어려워지기도 한다. 이것은 알코올의존증이 말기로 가면서 술에 대한 내성(耐性)이 급격히 떨어짐으로써 나타나는 현상이다.

10) 술이 깨면 온 몸이 아프고 떨린다.

어떤 알코올의존증 환자는 술에서 깨면 팔다리가 저려서 견딜 수가 없다고 말한다. 그 통증은 비타민의 결핍으로 인하여 말초신경이 장애를 일으켜서 나오는 통증이다. 이 통증은 다시 술을 마시면 일시적으로 경감된다. 이것은 알코올의존증을 치료하기 위하여 병원에 입원하고 완전히 술을 끊은 후에도 3개월 혹은 6개월까지 계속되기도 한다.

이 때 양손을 심하게 떨어서 숟가락을 사용하기 어려울 정도가 되기도 한다. 어떤 환자들은 고개가 심하게 떨려서 그 떨림을 주변 사람들이 다 느낄 수도 있다. 심한 경우 가슴이 심하게 뛰고 내장 기관이 모두 떨리는 느낌에 빠지기도 한다.

11) 일시적으로 술을 끊는다.

알코올의존증 환자는 자신의 술 문제가 가정에 심각한 문제를 일으키면서 부인이나 자식, 또는 가까운 친지들의 간곡한 권유로 일시적으로 술을 끊어보기도 한다. 그러나 이런 금단의 기간은 별로 오래 가지 못한다. 길어야 3, 4일이나 1주일을 넘지 못하고 다시 술을 마시게 된다. 술을 끊고 있는 기간에는 극도로 긴장 상태가 되어 사소한 문제에도 금방 화를 내거나 분노를 폭발시키는 등 주변 사람들을 몹시 힘들게 만드는 경우가 대부분이다.

12) 가정 파탄이 온다.

알코올 의존상태가 계속되고 직장에서 권고사직을 당하거나 사업에 실패하면 자신을 포함해서 가족 전체가 심한 경제난에 시달린다.

알코올의존증 환자는 이미 이런 상태를 극복할 능력을 잃은지 오래된 사람이다. 그래서 가족의 생계를 위해 부인이 나가서 돈을 벌든가 자식들이 학교를 그만 두게 된다. 때로는 보다 못한 자식들이 개입해서 이혼을 시키는 경우까지도 생긴다. 경제력은 파탄에 이르러 그는 술 살 돈을 구하기 위해 친척을 찾아다니지 않으면 안 된다. 그는 또 역전을 어슬렁거리며 구걸을 하거나 비슷한 처지의 사람을 찾아다니며 술을 얻어 마실 궁리를 한다.

13) 이유 없는 공포심에 시달리고 자의로 입원한다.

오랫동안 술을 마시고 금단 증상이 반복되는 사람들 중 공황 상태(panic)를 경험하는 사람들이 있다. 때로 어떤 이유로든 마시던 술의 양을 줄이는 것이 원인이 되어 알코올 금단성 진전섬망을 겪으면서 무서운 공포 증상에 시달리는 경우도 있다.

눈을 감으면 오히려 밝은 빛이 보여서 잠을 이룰 수가 없다고 호소하는 환자들도 있다. 또 금단 상태에 들어가면서 눈만 감으면 무서운 환시(幻視), 예컨대 죽은 사람, 저승사자와 같은 무서운 것들이 보여서 심한 공포 증상에 빠지는 경우도 있다.

이런 증상을 경험하면 대개는 죽음을 예감하고 두려워하게 된다. 머지않아 자신이 죽을지도 모르겠다는 생각을 하게 되고 스스로 입원시켜 주기를 원한다. 그러나 병원에 입원하여 3, 4일이 지나면 대부분 깊은 잠과 함께 이런 증상들이 사라지게 된다. 가족들이나 병원 관계자가 강력하게 독려

하지 않으면 이들 중 대부분은 며칠 안에 퇴원해버린다.

알코올의존증 환자들 중 상당수는 이런 증상이 있을 때마다 단기간에 걸친 입·퇴원을 거듭하며 계속 알코올의존증이 진행되어 간다.

14) 심각한 후유증에 시달리거나 만성병원에 장기 입원된다.

알코올의존증 환자가 장기간 알코올에 탐닉하면 급성 알코올중독, 금단증상 등을 반복하며 인격이 점점 황폐화되어 간다. 때로는 알코올 금단성 진전섬망 상태에 있으면서도 주변 사람들에게 발견되지 않아 그대로 방치되는 경우도 있다.

진전섬망 상태에서 환청과 환시를 경험하기도 하고, 알코올 건망증후군에 빠져서 엉뚱한 말과 극적인 행동을 하여 주변에서 정신분열병 환자로 오인되기도 한다. 운동실조증이 병발하여 외상(外傷)없이도 다리를 저는 등 불구자가 되기도 한다.

가족이나 돌보아주는 후견인이 있을 때는 정신병원에 실려 가서 장기 입원을 하기도 하지만 그렇지 못할 때는 아주 불구가 되거나 사망하게 된다.

내성(耐性 : tolerance)

같은 양의 술을 지속적으로 마실 때 그 술에 대한 반응이 감소되는 것. 그래서 처음과 같은 진정, 수면 효과를 얻기 위해서 점차 더 많은 양이 필요하게 되는 것을 말한다.

의존(依存 : dependence)

직업 상실, 부부 문제, 우울증, 술로 인한 사고, 간장 질환 등 사회적, 심리적, 신체적 불이익이 있음에도 불구하고 술을 끊지 못하고 지속적으로 마시는 상태 즉, 자신에게 해가 되는 데에도 불구하고 술 마시는 것을 끊지 못하는 상태. 심리적 의존과 신체적 의존이 있다.

금단증상(禁斷症狀 : withdrawal symptoms)

술을 지속적으로 마시다가 어떠한 이유에서 갑자기 끊게 되었다든지 마시는 양을 줄였을 때 즉, 술기운이 떨어졌을 때 생기는 증상. 이것은 혈중 내 알코올 농도가 갑자기 떨어졌을 때 생기는 증상을 말한다.

VIII. 알코올의존증의 선별법

1. 알코올의존증의 자가진단

1	자기연민에 잘 빠지며 술로 해결하려 한다.	
2	혼자 마시는 것을 좋아한다.	
3	술 마신 다음날 해장술을 마신다.	
4	취기가 오르면 술을 계속 마시고 싶은 생각이 지배적이다.	
5	술을 마시고 싶은 충동이 일어나면 거의 참을 수가 없다.	
6	최근 취중의 일을 기억하지 못하는 경우가 있다 (2회 이상/6개월).	
7	대인관계나 사회생활에 술이 해로웠다고 느낀다.	
8	술로 인해 직업기능에 상당한 손상이 있다.	
9	술로 인해 배우자(보호자)가 나를 떠났거나 떠난다고 위협한다.	
10	술이 깨면 진땀, 손 떨림, 불안이나 좌절 혹은 불면을 경험한다.	
11	술이 깨면서 공포(섬망)나 몸이 심하게 떨리는 것을 경험하거나 혹은 헛것을 보거나 헛소리를 들은 경험이 있다.	
12	술로 인해 생긴 문제로 치료를 받은 적이 있다.	

※ 4점 이상이면 입원 치료를 요하는 상태이다.
(국립서울정신병원 알코올중독 선별검사)

2. 자기보고식 알코올의존증 선별검사(SAAST)

척도내용	1) 알코올의존증 환자를 선별하기 위한 검사. 2) 총 35문항.
실시방법	1) 자기보고식. 각 문항에 대해 '예/아니오'로 응답. 2) 보호자가 대신 평가할 수도 있음.
채점방법	1) 2, 5, 7, 8 문항 : '아니오' = 1점 나머지 문항은 '예' =1점 2) 총 문항의 점수를 합산하여 총점 구함.
해석지침	1) 총점의 범위 : 0점 - 35점 2) 외국 연구 - 6점 이하 : 알코올의존증이 아님. 7~9점 : 알코올의존증의 가능성 있음. 10점 이상 : 잠정적인 알코올의존증. - 알코올의존증 환자 : 평균점수 15.87점 (표준편차 5.92) 비알코올의존증 환자 : 평균점수 2.69점 (표준편차 1.5) 3) 한국 연구는 없으므로 해석에 주의를 요함.
척도의 출처	1) 한국판 : 김창윤 외(2001). 정신장애 평가도구. 하나의학사. 2) 원판 : Swenson, W. & Morse, R.(1975). The use of a self-administered alcholism screening test(SAAST) in a medical center. Mayo Clinic Proceedings, 50, 204-208.

이름 ________ 연령 ____ 성별 : 남. 녀

작성일: _____년 ___월 ___일

각 질문에 대해 '예' 또는 '아니오'에 표시하십시오.

	예	아니오
1. 가끔 음주를 즐기는 편입니까? (알코올 음료를 마신 적이 없고, 과거에 술을 마시지 않았다면 여기서 중단하십시오)	( )	( )
2. 당신은 보통으로 술을 마신다고 생각하십니까? (즉, 평균 이하로 마십니까?)	( )	( )
3. 밤에 술을 마시고 아침에 일어나 전날 일이 일부 기억나지 않은 적이 있습니까? (테이프가 끊어진 적이 있습니까?)	( )	( )
4. 가까운 가족이 당신의 음주 습관을 걱정한 적이 있습니까?	( )	( )
5. 술 한두 잔을 마시고 별 갈등 없이 음주를 중단할 수 있습니까?	( )	( )
6. 자신의 음주 때문에 자책하거나 기분이 나쁠 때가 있습니까?	( )	( )
7. 친구나 친지들은 당신이 보통으로 술을 마신다고 생각합니까?	( )	( )
8. 당신이 마음만 먹으면 언제든지 술을 끊을 수 있다고 생각합니까?	( )	( )

⇒ 계속

9. 음주 때문에 단주 모임에 나간 적이 있습니까? ( ) ( )
10. 술을 마시고 몸싸움을 한 적이 있습니까? ( ) ( )
11. 음주 때문에 배우자나 부모, 가까운 가족 관계에 문제가 생긴 적이 있습니까? ( ) ( )
12. 배우자나 가족이 당신의 음주 문제로 다른 사람에게 도움을 요청한 적이 있습니까? ( ) ( )
13. 음주 때문에 친구와 절교한 적이 있습니까? ( ) ( )
14. 음주 때문에 직장에서 문제가 생긴 적이 있습니까? ( ) ( )
15. 음주 때문에 직장에서 해고된 적이 있습니까? ( ) ( )
16. 술을 마시느라고 이틀 이상 연속 자신의 의무, 가족, 직장 일을 소홀히 한 적이 있습니까? ( ) ( )
17. 아침에 술을 마신 적이 있습니까? ( ) ( )
18. 술을 끊어야겠다고 생각 한 적이 있습니까? ( ) ( )
19. 어른이 된 후에 술을 완전히 끊어야 한다고 생각한 적이 여러 번 있었습니까? ( ) ( )
20. 간에 문제가 있다고 들은 적이 있습니까? 간경화? ( ) ( )
21. 심한 알코올 금단성 섬망 증상이 생긴 적이 있습니까? ( ) ( )
22. 심하게 술을 마신 후 심하게 떨리고, 헛것을 보거나 들은 적이 있습니까? ( ) ( )
23. 음주 문제로 인해 다른 사람에게 도움을 요청한 적이 있습니까? ( ) ( )

24. 음주로 인해 병원에 입원한 적이 있습니까? ( ) ( )
25. 의사한테 술을 끊어야 한다는 말을 들은 적이 있습니까? ( ) ( )
26. 정신과에 입원한 적이 있습니까? ( ) ( )
27. 정신과에 입원한 이유 중에 하나가 음주 때문입니까? ( ) ( )
28. 정서적 문제에 도움을 받기 위하여 정신과나 정신 보건 센터, 다른 일반 의사, 사회복지사 종교 기관에 간 적이 있습니까? ( ) ( )
29. 음주가 그런 문제 중의 하나 입니까? ( ) ( )
30. 술에 취해서 한 행동 때문에 (음주 운전 제외), 한두 시간이라도 연행된 적이 있습니까? ( ) ( )
몇 번이나? ________

32~35. 다음 친척 중에서 알코올 문제를 갖고 있는 분이 있습니까?

32. (A)부모 ( ) ( )
(B) 형제, 자매 ( ) ( )
(C)배우자 ( ) ( )
(D)자녀 ( ) ( )

평가자 기록란 : 총점 ________ 평가 ________

IX. 알코올에 의해 유발되는 정신적 질병

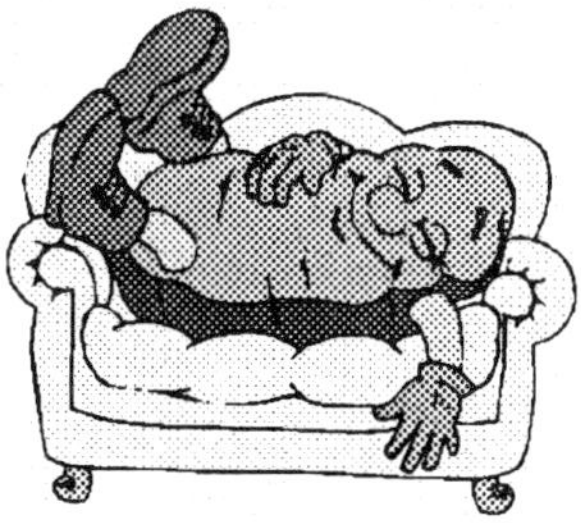

알코올의존증 환자가 계속해서 술에 탐닉하는 동안 전에는 전혀 경험하지 못 했던 여러 가지의 상황에 반복적으로 부딪치게 된다. 여기에는 일반적으로 술을 마시는 사람들이 흔히 겪을 수 있고 그래서 병적이라기보다는 사회적인 문제라고 양해되는 것이 있는가하면 누가 보아도 병적인 것으로 판단되는 심각한 것도 있다.

어디까지가 사회가 용납하는 부분이고 또 무해한 정도인가 하고 판단하는 것은 사회적인 환경과 여건에 따라서 많이 달라질 수 있다. 간 기능이 나빠질 정도로 마시는 것은 절대적으로 나쁘다고 말할 수 있지만, 술을 마시고 일으키는 사소한 문제의 경우에는 그 사람의 그 당시의 상황이나 심리 상태에 비추어 무조건 나쁘다고 말할 수 없는 경우도 있다. 아마도 문제는 빈도(frequency)에 있을 가능성이 더 크다. 다시 말하면 어떤 사람이 삽화적으로 술을 마셔 급성중독에 빠졌을 때는 사회적으로 그를 이해하려는 노력이 가해지는 것이 보통이지만, 매일 마시고 취하는 사람에게는 사회에서 중독자로 낙인을 찍는 경향이 있다.

1. 급성 알코올 중독(Acute alcohol intoxication)

급성 알코올 중독은 짧은 시간 내에 갑자기 많은 양의 술을 마심으로써 나타나는 육체와 정신의 반응이다. 신경학적 반응으로 말이 느려지고 운동 실조가 생겨 보행이 곤란해진다. 심리적으로는 기분의 변화, 성적 혹은 공격적 충동의 조절장애를 보이고 말이 많아진다.

또 이상 행동이나 평소에 하지 않던 행동이 돌출하게 되어 주변 사람들을 당황하게 만든다. 원래 자기의 성격이 두드러지는 것이 보통이지만, 어떤 사람의 경우는 오히려 술에 취함으로써 원래 성격이 아주 감추어지고 밖으로 표출되지 않는 경우도 있다.

취중에 잘 이야기하고 대화를 주고받지만 나중에는 기억상실이 발생하여 명정 상태(취중)의 일정 기간을 각성 후 전혀 기억하지 못하는 일이 생긴다.

대학의 신입생 환영회, 직장의 첫 회식 등에 참석하여 많은 양의 알코올에 갑자기 노출될 때, 때로는 인생의 커다란 역경에 봉착하여 자포자기의 심정으로 많은 양의 알코올을 마실 때 잘 발생한다. 그러나 습관적으로 술을 계속해서 마시는 만성 알코올의존증 환자의 경우에도 급성 알코올 중독의 상태가 반복적으로 올 수 있다.

2. 알코올 특이성 중독(Pathological intoxication : 병적 명정)

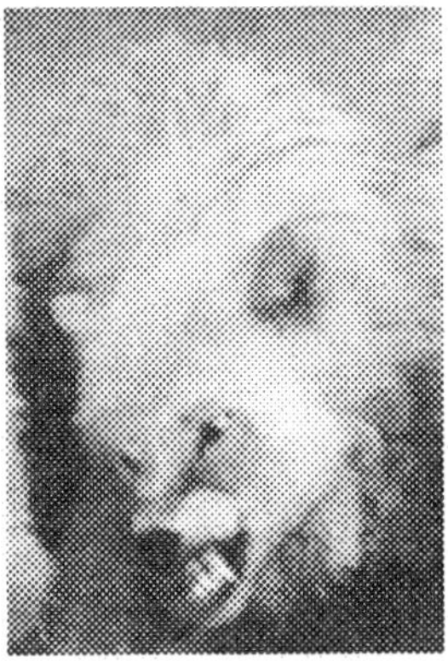

어떤 사람의 경우에는 다른 사람들은 취기를 느끼기도 어려운 소량의 술을 마신 후 심한 행동의 변화를 일으키고, 술이 깬 후는 전혀 기억하지 못 하는 특이한 증상을 보일 수 있다.

보통 말이 많고 파괴적이며 폭발적인 행동을 보이는데, 이전의 그 사람과는 전혀 다른 모습을 보인다.

젊은 층에 많으며, 두부 외상 또는 뇌염 등 뇌 손상에 의한 경우가 많다. 이런 사람의 경우는 같은 증상이 영구적으로 지속되므로 술을 마셔서는 안 된다. 일부에서는 심한 피로가 겹쳐 있을 때, 수면제나 안정제 등 알코올과 상승작용을 일으키는 약물을 복용하였을 때 나타나기도 한다.

3. 알코올 금단증후군 (Alcohol withdrawal syndrome)

알코올의존증 상태에 있는 사람이 어떤 이유로든 금주(禁酒)를 했을 때 금주 직후부터 5~7일간 계속되는 신체적, 정신적 상태를 알코올 금단 증후군(Alcohol withdrawal syndrome)이라고 말한다.

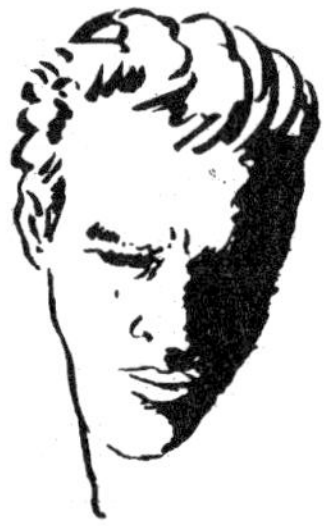

보통 손, 혀, 눈썹의 경련이 일어나고, 구역질과 구토가 생기며 기진맥진하게 된다. 자율신경계의 항진으로 가슴이 뛰며(심계항진) 덥지 않은데도 땀을 흘린다. 혈압이 상승하면서 불안, 긴장, 우울 기분 등을 경험하며 불면증이 생기고 잠이 들 때면 악몽을 꾸면서 곧바로 깨어나기도 한다. 보통 식욕부진과 함께 위염이 생기고 입이 바짝 타는 느낌이 든다. 두통이 생겨서 몇 시간이고 지속되기도 한다.

4. 알코올 금단성 간질 (Alcohol withdrawal seizure)

술을 끊음으로서 발생되는 간질, 즉 알코올 금단성 간질은 보통 전신 발작형이고 간대성(tonic-clonic) 간질의 형태를 보인다. 치료하지 않으면 첫 알코올 금단성 간질 발작

후 3~6시간에 재발을 일으키는 경우도 있다. 알코올 금단성 간질을 일으키는 환자의 3% 정도에서는 한 번의 간질 발작 후 그것이 채 끝나기도 전에 다음 발작이 시작하는 간질 지속 상태(status epilepticus)를 보이기도 한다. 카리브 해 연안의 럼(rum)주를 많이 마시는 해적들에게 이 알코올 금단성 간질이 잘 생긴다고 하여 럼 발작(rum fit)이라고도 부른다.

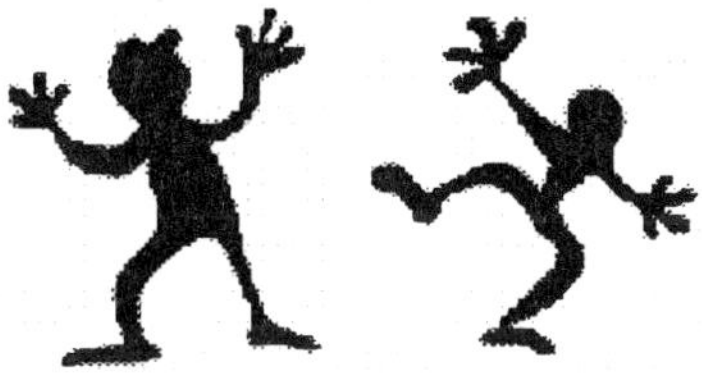

오랫동안 술을 마셔온 경력이 있는 환자가 간질을 일으키는 경우에는 알코올 금단에 의한 것 뿐 아니라 그 외의 다른 이유, 예컨대 뇌의 손상, 뇌염, 뇌종양 또는 혈압과 관련된 뇌혈관 질환이 있는지도 알아보아야 한다.

이 알코올 금단성 간질은 몇 년 정도 술을 마셨다고 해서 생기는 것이 아니다. 전에 간질이 없었던 사람의 경우 십 년 이상 심하게 폭음을 하면서 안주나 식사를 걸러 영양 상태가 매우 열악한 사람에게서 잘 생기는 상태이다. 이 경우에 보통 저 혈당, 저 나트륨혈증(hyponatremia), 저 마그네슘혈증(hypomagnesemia)이 동반된다. 갑작스레 알코올 금단성 간질 발작을 일으켜 응급실에 실려 간 후 알코올 금단과의 관계가 밝혀지지 않아서 항 경련제를 복용하게 되는 경우도 가끔 있으나, 이런 경우 항 경련제의 복용은 필요치 않다.

5. 진전섬망(Delirium tremens)

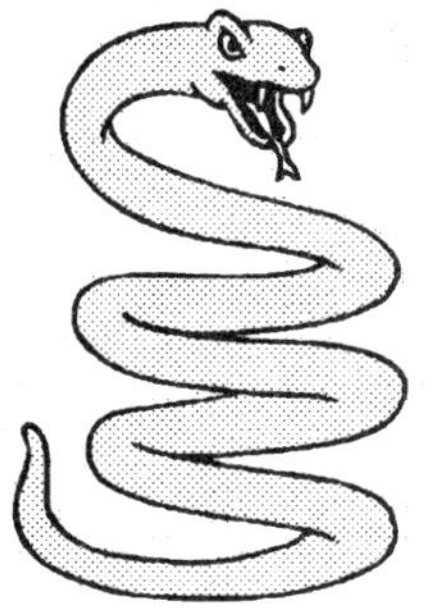

알코올 금단 증상 중 가장 심각한 형태의 증후군으로 보통 마지막으로 음주를 한지 3~7일에 발생하는 위험한 증상이다. 병원에 입원하는 알코올의존증 환자의 5%정도에서 발생하며, 치료하지 않으면 10~15%에서 사망한다. 온몸의 진전(떨림:tremor)과 섬망 상태(제 정신이 아닌 상태)가 함께 나오는 것으로 환시, 환청, 환촉을 보인다.

환시는 보통 징그러운 벌레 떼, 뱀, 쥐, 도막난 시체의 형상 등을 보며, 때로는 자신을 잡으러 왔다고 생각되는 무서운 저승사자의 모습 등을 보게 되므로 심한 공포에 떨게 된다.

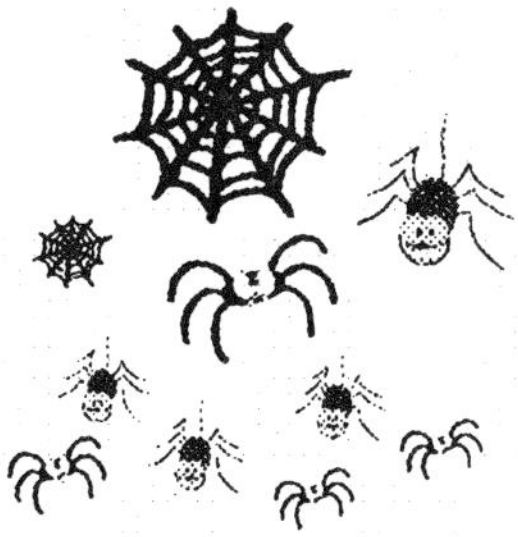

자율신경계의 항진으로 심하게 땀을 흘리며 혈압과 맥박이 상승하고 열이 난다. 지남력 장애(시간, 공간 관념의 상실), 주의력 장애, 기억 장애를 보이고, 엉뚱한 이야기를 하는 작화증을 보인다.

고용량의 비타민 B를 투여하고, 수분과 전해질의 균형을 맞추어주면서 클로르디아제폭사이드(chlordiaze-poxide) 등의 진정제를 계속 투여해야 한다. 환시나 환촉이 심한 경우는 항정신병 제재인 할로페리돌(haloperidol) 등을 사용하여 증상을 경감시켜 줄 수 있다.

이 상태에서 회복하기 위해서는 장시간의 깊은 수면이 필수적이다. 이 질병이 장기간에 걸친 과음에 동반되는 비타민과 영양의 부족으로 발생된다는 사실이 알려지면서 과거에 비해 발생 빈도는 많이 감소했지만 알코올의존증 환자가 입원하는 정신과 병의원에서는 여전히 많이 발생하고 있는 상태이다.

만약 치료를 하지 않거나 너무 늦게 치료를 시작한 경우에는 환자가 깊은 수면에 들어가지 못하고 사망하는 경우도 있고, 일부는 이 상태를 극복한 후 알코올 건망증후군으로 이행되거나 알코올성 치매로 발전할 수도 있다.

6. 알코올성 질투(Alcoholic jealousy)

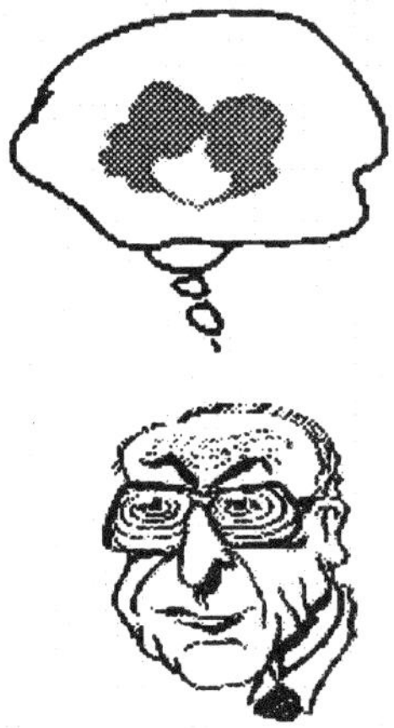

배우자의 정조를 의심하는 질병(Conjugal paranoia)은 망상성 장애(Delusional disorder)의 한 유형인데, 이런 상태가 만성적인 주정의존 상태와 관련 있을 때 특별히 알코올성 질투라고 한다.

이 상태는 전체 정신과 질병 중 약 0.2% 정도에 해당하며, 여자보다는 남자에게 더 많다. 이 질병에 걸린 환자는 배우자의 흐트러진 옷차림이나 작은 얼룩 등에 매우 민감한 반응을 보이며, 그것이 외도의 증거라는 믿음을 버리지 않는다. 보통 배우자와 떨어지려 하지 않고 자유를 심하게 구속하며 때때로 미행을 하여 숨겨둔 연인을 찾아내려고 애쓴다.

심한 경우에는 배우자를 가혹하게 때리거나 심지어 살해하기도 한다. 이런 의심은 배우자가 함께 살고 있는 한 계속되는 경향이 있으며, 이혼하거나 사망한 경우에는 그

의심이 사라진다. 만성 주정중독자의 성 기능 감퇴와도 관련이 있다고 한다.

7. 알코올성 환각증(Alcohol hallucinosis)

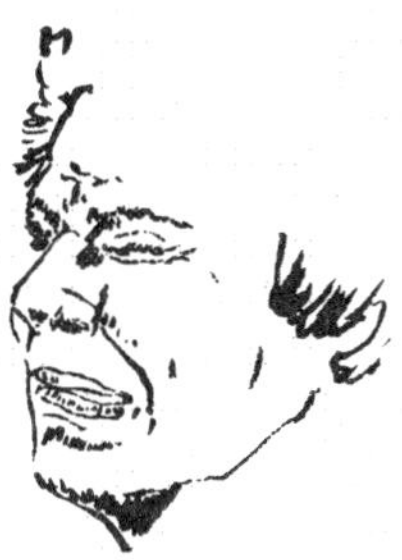

심하게 알코올 의존 상태에 있던 사람이 술을 끊거나 마시는 양을 줄였을 때 의식이 맑은 상태에서 오는 것으로 보통 자신을 헐뜯거나 비난하거나 위협하는 환청을 동반한다.

때로 환청의 내용이 즐거운 내용이거나 듣기에 거북하지 않은 내용일 수도 있다. 보통 1주일 내에 증상이 소실되는 경우가 많으나 그 동안에 환자는 현실 판단력이 장애를 받을 수 있다.

이 알코올성 환각증은 어느 연령대에서도 발생할 수 있으나 공통적으로 오랫동안 술을 마셔온 사람에게서 발생한다. 만약 환청이 1주일이 지나도록 없어지지 않는다면 다른 정신 질환의 가능성을 염두에 두어야 한다. 이 상태가 정신분열병과 다른 점은 정신병의 과거력이 없다는 것과 술을 끊거나 줄임으로써 생긴다는 점이며, 진전섬망과 다른 점은 의식이 명료하다는 점이다.

8. 우울증 및 자살(Depression and suicide)

만성 알코올의존증 환자의 30~40%가 주요 우울증의 진단에 부합하는 우울증을 보인다. 또 10~15%는 자살을 기도한다.

이들이 자살을 기도하는 요인은 그들이 가지고 있는 우울증, 정신 사회적지지 체계의 결여, 동반된 내과적 질병, 실직 그리고 가족이 없이 혼자 사는 것 등이 관련되어 있다.

9. 알코올 건망증후군 (Alcohol amnestic syndrome)

알코올 건망증후군은 심한 알코올의 섭취 후에 비타민 B군의 결핍으로 발생하는 신경학적 장애와 정신적인 장애를 이르는 말로, 안구 운동의 마비, 보행 실조 등 신경학적 증상이 두드러지는 경우 베르니케 뇌병증(Wernicke encephalopathy)이라고 하고, 건망 증상 등의 정신증상이 동반된 경우 베르니케-코사코프 증후군(Wernicke-Korsakoff syndrome)이라고 부른다.

가장 두드러지는 증상은 안구 운동의 장애로, 눈알을 좌우로 움직이게 하는 안구 외전근의 마비가 일어나서 수평

주시운동을 할 수가 없게 되고, 운동 실조가 동반되어 자세와 보행이 불가능하게 되는 것이다.

약 90%에서 정신 기능의 장애가 동반되어 주위에 대한 무관심, 지남력 장애 등이 나타나고 심하게 졸리는 증상을 보인다. 심한 혼돈상태나 무의식은 아니지만 질문을 잘 이해하지 못 하거나 비합리적이고 일관성이 없는 말을 하게 된다. 약 20% 정도에서는 알코올 금단 증후군이나 진전섬망과 같은 증상을 동반하기도 한다.

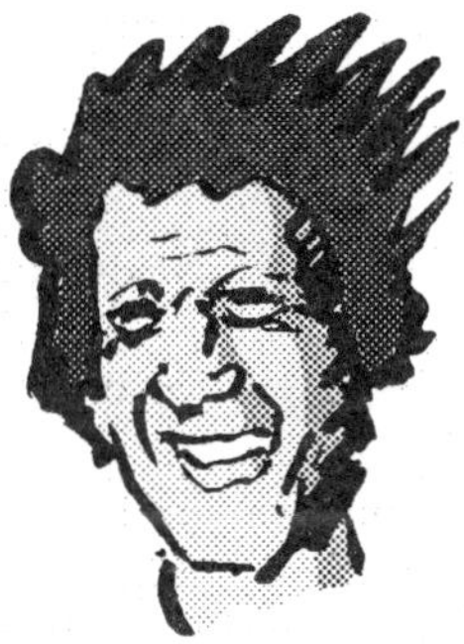

안구의 마비는 입원 직후 티아민(vitamin B_1)을 투여하면 수 시간 내 혹은 수 일 내에 좋아지지만 일부에서는 인구 진탕이 영구히 남을 수도 있다. 그러나 베르니케 뇌증으로 입원한 환자의 15~20%는 간부전, 폐염, 패혈증 등으로 사망에 이르게 된다. 운동실조는 빨리 개선되지 않고, 약 반수에서는 불완전하게 회복된다.

심한 졸림과 착란 등의 정신 증상은 더욱 느리게 호전되는데, 이 때 기억의 재생과 학습 장애가 더욱 두드러지고, 때때로 없는 이야기를 지어내서 그럴듯하게 이야기하는 작화증이 심해지면서 코사코프 정신병으로 이행한다.

코사코프 정신병이 생긴 후에는 회복될 가능성이 20% 이하이다. 사망하지 않은 환자의 대부분은 수개월 이상의 기간을 두고 서서히 호전되어가지만 대개 회복이 느리고 불완전하게 이루어진다. 작화증이 없어지면서 대개는 커다란 기억의 결손이 생기고 사건의 순서를 적절히 연결하지 못하게 된다. 이들 환자에서 전향성 기억이 계속 악화되는 경우에는 보통 알코올성 치매라고 진단을 받게 되는 상태가 된다.

10. 알코올성 치매 (Alcohol-induced persisting dementia)

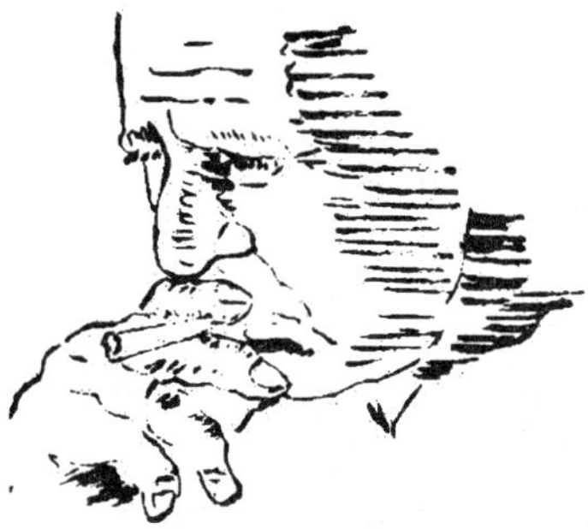

심한 알코올 소모에 의해 전반적인 두뇌 기능이 저하되어 치매 상태에 이른 것으로 술을 끊은지 3주일이 지나도 증상의 개선이 이루어지지 않으며, 한번 발생하면 영구적으로 지속된다.

평형과 운동을 담당하는 소뇌 영역이 동시에 침범되어 운동장애가 동반되는 경우가 많이 있으며, 간 경화증, 말초신경염 등 장기간에 걸친 알코올 사용에 의한 제반 증상이 동반되어 가정생활과 사회생활에 막대한 지장을 초래한다. 궁극적으로는 후견인이 돌보지 않으면 안 된다.

X. 알코올에 의해 유발되는 신체적 질병

1. 알코올성 간장 질환

알코올의 장기 섭취로 인해서 유발될 수 있는 간장 질환에는 알코올성 지방간, 알코올성 간염 그리고 알코올성 간경변이 있다. 이것들은 한 환자에게 단독으로 나타나는 일은 드물고 대부분 여러 소견들이 섞여있는 형태로 나타나게 된다.

1) 알코올성 지방간

다량의 술을 오랫동안 마시는 사람들에게는 대부분 나타나는 상태이다. 대개 간이 커져 있으며 황색의 기름기가 끼게 되고 전체적으로 딱딱한 느낌을 느끼게 된다. 이 때 임상적인 증상은 완전히 없기도 하고, 있더라도 경미하기 때문에 본인이 느끼기 어렵다. 때때로 나타나는 유일한 증상은 간이 부어오르면서 아픈 것(압통)이 고작일 수도 있다.

알코올성 간염이나 알코올성 간경변이 동반되지 않은 순수한 알코올성 지방간은 알코올 섭취를 중단하면 원상복귀가 가능하다.

2) 알코올성 간염

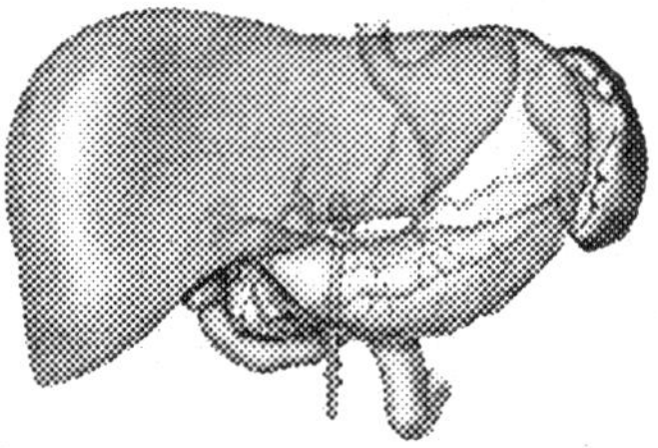

술을 끊임없이 마시는 만성 음주자에게는 간 조직에 백혈구가 침윤되고 간세포가 괴사되며 알코올성 유리질 (alcoholic hyaline)이 특징적으로 나타나는 염증성 병변을 일으키게 된다. 이것이 알코올성 간염인데, 간경변의 중요한 전구증상이 된다.

임상적으로는 증상이 전혀 없을 수도 있으나 심한 경우에는 치명적인 간 부전 상태까지 나타날 수 있다. 알코올성 간염은 바이러스성 간염 혹은 독성 간염과도 유사한 증상을 보인다. 흔히 식욕부진이 있고 메스껍거나 구토를 일으키는 일이 자주 생기며, 권태감, 체중감소 또는 피부가 노란색으로 변하는 황달을 일으키기도 한다. 약 반수에서는 고열을 동반하는 경우도 있으며, 간이 커지는 것과 동시에 비장이 커지는 경우도 많다. 피부에 성망상 혈관종(spider angioma)이 나타나며 황달이 생긴다. 심한 경우에는 복수가 차오르고 동시에 사지가 붓는 부종을 일으키며, 출혈과 간성 뇌증(hepatic encephalopathy)을 일으킨다. 간성 뇌증(간성 혼수)은 만성 주정의존증 환자에게서 나타나는 경우 알코올 금단성 진전섬망과 구분하기 어려울 때가 많으며, 때로는 양자의 임상적인 특징이 동시에 나타나서 치료에 어려움을 줄 때가 많다.

3) 알코올성 간경변

알코올성 간경변 또한 임상적으로는 증상이 없는 경우가 많다. 보통 음주 경력 10년 이상의 환자에게서 많이 발견되며, 처음 증상은 조용히 시작된다. 이 질병은 서서히 진행되면서 식욕부진, 영양실조, 체중감소와 골격근의 질량이 감소한다.

병이 진행되어감에 따라 심한 쇠약감과 권태감을 호소하고, 점점 황달, 식도 정맥류 출혈, 복수 및 간성 혼수 등의 증상에 빠져 들어간다. 이 때 간은 단단하고 결절이 만져지는 소견을 보이며 진행할수록 오히려 간의 크기가 줄어드는 경우가 많이 있다.

손바닥에 벌건 반점이 나타나는 수장 홍반, 비장의 종대, 근육의 위축이 나타나고, 손발이 붓는 말초 부종 및 복수가 동반된다. 혈청의 프로트롬빈시간(prothrombin time)이 증가되어 출혈경향이 생긴다. 이것은 간에서 생성되는 비타민 K 의존성 응고 효소의 합성이 감소되기 때문이다.

알코올 금단성 진전섬망과 간성 혼수

	진 전 섬 망	간 성 혼 수
1. 시작	금주 후 3~7일	금주와 상관없다.
2. 정신상태	초조하고 때로는 공격적, 환시, 공포, 떨림	멍하고 기운이 없다. (silent delirium)
3. 떨림	거칠다.	날개 짓 하듯 떤다.
4. 의식상태	직업과 관련된 섬망.	인사불성, 혼미함.
5. 수면상태	불면	과다수면
6. 식욕	식욕부진	식욕과다
7. 검사소견	단백뇨	황달, 간 비대,

남자에 있어서는 간에서 여성 호르몬인 에스트로겐의 전구물질을 감소시키는 능력이 감소됨으로써 여성형 유방과 고환의 위축을 일으킨다. 이런 상태는 약 3년 내지 5년간 진행하면서 심한 체중감소와 함께 쇠약해지며 만성적인 황달이 온다. 문맥압이 항진되고 그로 인해 식도정맥류 출혈이나 감염이 오고, 간성 혼수에 들어가서 사망하게 된다.

2. 위장관 질환

1) 식도와 위

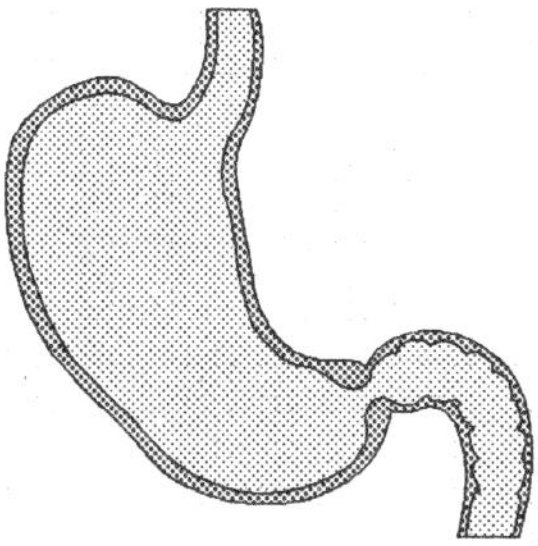

알코올 섭취는 위 내용물의 역류로 인한 식도의 손상과 위벽의 염증을 일으킨다. 식도염은 과다 음주자에게서 보이는 위장 출혈의 가장 흔한 원인이며 식욕부진, 복통이 같이 나타날 수 있다.

과다 음주로 폭발적인 구토를 일으키는 경우 위와 식도의 연결부위에 선상 균열이 가는데 이를 말로리-와이즈 증후군(Mallory-Weiss syndrome)이라고 한다.

술로 인해서 발생하는 위장질환은 많은 경우 가역적이지만 간경화증과 동반된 문맥고혈압에 의해서 발생되는 식도 정맥류와 위세포의 위축은 비가역적인 경우가 많다.

2) 소장

알코올의 대부분은 근위 소장에서 흡수되는데, 여기에서 비타민 B와 다른 영양분의 흡수가 장애를 받는다. 급성으로 알코올은 십이지장에 출혈성 상처를 일으키며 소장 운동의 증가 및 수분, 전해질 흡수의 감소로 설사를 야기한다. 만성적으로 알코올의존증이 된 경우는 췌장에 영향을 미쳐서 설사를 일으킨다.

3) 췌장

알코올의존증 환자는 흔히 급성 또는 만성의 췌장염을 일으킨다. 미국의 경우 급성췌장염의 원인은 담석보다 술이 더 많은 것으로 보고되어있다. 급성췌장염은 특징적으로 지속적인 천자통(boring pain)을 보인다.

3. 심혈관계 질환

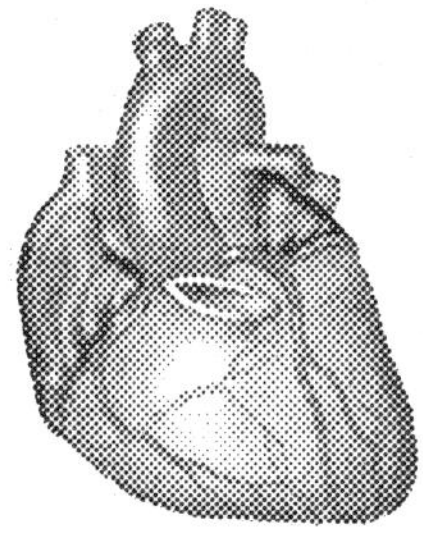

알코올의존증 환자에서 첫 번째 사망 원인은 심혈관계 질환이다. 알코올은 심장의 수축 능력을 약화시키고 말초혈관을 이완시켜 혈압을 약간 저하시킨다. 동시에 대상적으로 심장 박동과 심장 배출량을 증가시킨다. 그러나 어느 정도 이상의 술을 매일 마시면 용량과 비례해 혈압이 증가된다. 이것은 금주하면 몇 주 내에 정상으로 돌아온다. 즉 과다음주는 고혈압을 야기하는 가역적 원인이 된다.

만성적인 과다 음주는 심근의 이상을 초래하는데, 이

는 좌심실의 손상에서 나타나는 설명되지 않은 부정맥으로부터 심실의 이완, 심근의 저 수축성에 이르기까지 다양하게 나타날 수 있다. 만약 심장이 25% 이상 확대되면 승모판 폐쇄부전을 일으킨다.

알코올의존증은 특히 과다 음주 후 24시간 내에 발생하는 뇌혈관 사고와 깊은 관련이 있다. 다른 심장 질환의 증거가 없어도 심실이나 심방의 부정맥, 특히 간헐적인 빈맥이 지나친 폭음 후에 발생할 수 있다.

4. 조혈계 질환

알코올은 혈액 세포에 급만성의 가역적 변화를 초래한다. 적혈구에 영향을 주어 경미한 빈혈과 함께 적혈구의 용적을 증가시킨다.

만성적인 과다 음주는 대부분 백혈구의 생산을 감소시키고 과립구의 운동성과 접착성을 감소시키며, 새로운 항원에 대한 지연성 과민성 반응을 손상시킨다. 백혈구에서의 변화 자체는 대개 일시적이지만 이것은 염증이나 간 손상과 관련된다.

알코올의존증 환자에서는 경미한 혈소판 감소증이 생

기고 혈소판 응집이 감소된다. 대개 이런 변화들은 술을 끊으면 수 주 안에 되돌아온다.

5. 비뇨생식기 질환

혈중 농도 약 100mg/dl 정도의 음주 하에서는 남성에게 성적인 충동을 증가시킨다. 그러나 동시에 발기능력을 감소시킨다. 알코올의존증 환자의 소수에서는 비가역적인 전립선의 위축과 함께 정자세포의 상실이 온다.

여성이 고용량의 알코올을 반복해서 마시면 무월경, 난소 위축, 자연 유산이 온다. 임신 중에 과다한 양의 알코올을 마시면 에탄올과 아세트알데히드가 급속히 태반을 통과하여 태아의 발육에 심각한 장애를 초래한다.

태아 알코올 증후군(Fetal alcohol syndrome)

산모가 임신 중 매일 30~60ml 정도의 알코올을 마시면 태어날 아이가 태아 알코올 증후군에 걸린다. 미국에서는 약 700명의 출산 중 1명꼴로 발생하는 것으로 알려져 있다. 완전히 진행되면 심한 성장저하, 소두증, 에나멜의 발육부전을 보이는 작은 치아, 심방 혹은 심실 중격 결손, 심장판막증 등을 보인다.

특징적으로 얼굴이 좁고 안검열이 작으며, 콧잔등이

낮고 윗입술과 피부의 경계연이 감소된다. 지능저하가 동반되며 과잉행동과 학습장애, 주의력 결핍장애 등 심각한 장애가 동반될 수 있다.

임신한 여성이 어느 정도 마셔야 혹은 임신 중 어느 시기에 마셔야 태아 알코올 증후군이 걸리는지는 확실히 정의되어 있지 않다. 따라서 임신한 여성은 완전히 금주해야만 한다.

6. 악성 종양(암)

알코올의존증 환자의사망 원인 중 심혈관계 질환 다음으로 많은 빈도를 보이는 것은 암이다. 일반 인구와 비례하여 약 10배 정도의 빈도를 보인다.

가장 많이 발생하는 부위별로는 뇌와 경부, 식도, 위의 분문, 간, 췌장 그리고 유방이다.

7. 영양실조 관련 질환

1) 베르니케-코사코프 정신병(Wernicke-Korsakoff's psychosis)

티아민(비타민 B_1)의 결핍으로 발생하는 질병으로 정신장애, 안구 운동의 마비, 보행실조를 특징으로 한다.

15~20 %가 사망한다.

(IX. 알코올에 의해 유발되는 정신적 질병 참조)

2) 영양성 다발성 신경병증

미국에서 이들 영양성 다발성 신경병증 환자의 원인은 대개 알코올의 남용이다. 이것은 베르니케-코사코프 정신병에 동반되어 나타나기도 하고 단독으로 나타나기도 한다. 티아민, 피리독신, 판토테닉산, 비타민 B_{12}, 엽산의 결핍 등이 각각 증상을 나타낼 수 있다.

손끝, 발끝이 저리거나 아픈 증상을 보이며 알코올 남용과 관련된 경우에는 술을 끊고 3~6개월이 지나야 호전된다.

3) 알코올성 소뇌 변성 (Alcoholic cerebellar degeneration)

장기간의 알코올 섭취로 발생되는 상동적인 형태의 소뇌 실조증을 의미한다. 소뇌의 기능장애는 자세와 보행에서 나타나는데, 다리가 팔보다 심하게 침범되며 드물게는 안진이나 언어장애가 나타난다. 일단 발생되면 좀체 호전되지 않는다. 그러나 완전히 술을 끊고 영양 상태를 개선시키면 동반된 다발성 영양성 신경병증의 회복으로 인해서 보행이 다소 호전될 수 있다.

4) 펠라그라(Pellagra)

펠라그라는 피부와 위장관, 신경계를 광범위하게 침범하는 만성질환으로 나이아신(niacin:nicotinic acid)이나 이의 전구물질인 트립토판(tryptophan)의 결핍이 주요원인이다. 초기 증상으로는 불면, 피로, 불안, 신경질, 초조감, 우울증 등이 있는데 때로는 정신질환으로 오인될 수도 있다. 서구에서는 대부분 만성 주정의존증 환자에서 나타난다.

노출 부위에 홍반을 보이는 광과민성 발진(100%)과 뼈 돌출부위의 비후 또는 색소 침착이 흔한 피부염의 형태이다. 설사와 식욕 부진, 변비 등의 소화기 증상이 동반되고, 손의 진전, 진전섬망, 인격 장애 같은 신경계 증상이 동반되기도 한다.

5) 결핍성 약시(영양성 시신경병증, 담배-알코올성 약시)

결핍성 약시는 극동지역의 전쟁 포로들 중에서 흔했다. 이런 형태의 약시가 베리베리(티아민 결핍)와 펠라그라(나이아신 결핍)와 관련해서 기술되어왔지만 죄수들 가운데서 최고로 많이 발생하였다 한다. 미국에서는 담배나 술의 독성작용에 의한 신경병증(담배-알코올성 약시)이 대부분 결핍성 약시의 원인이다. 인간에서 비타민 B_1, B_2, B_{12}의 결핍이 시신경의 병변을 초래할 수 있는 것으로 관찰되었다.

8. 외상(外傷)

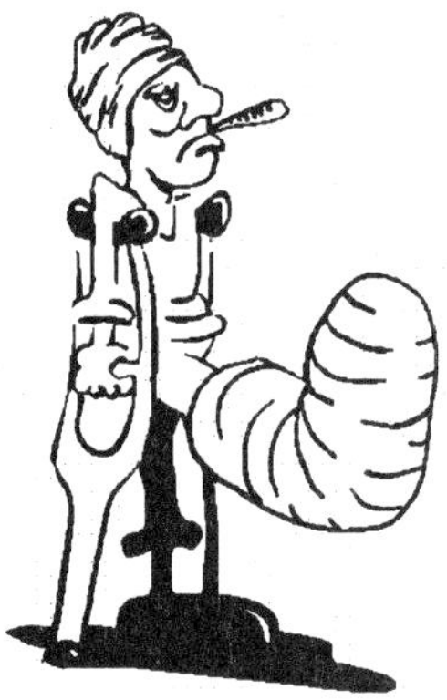

알코올의존증과 관련된 외상은 두부 손상으로 인한 뇌혈종, 골절, 간과 비장 혹은 신장의 손상 등 다양한 종류가 포함될 수 있다. 최근에는 음주운전과 관련된 교통사고로 인한 사망사고가 많이 있다.

또 취중의 부적절한 수면과 관련하여 동상, 화상, 일광 화상 등이 발생할 수 있다.

XI. 알코올의존증 환자의 가족

1. 알코올의존증 환자 가족의 특징

알코올의존증 환자가 있는 가족에서는 모든 문제가 그 환자의 음주행동을 중심으로 돌아간다. 또 부모 중 한 사람이 알코올의존증에 빠지면 배우자는 편모나 편부와 같은 상황이 됨으로써 그 집안의 맏아이는 어린 나이에도 불구하고 어른의 역할을 하도록 강요당하게 된다. 그리하여 가족 내에서 각자의 역할이 왜곡되고 가족 구성원의 개별 영역이 잠식되어 자녀를 친밀하게 부양하는 일이 불가능해진다.

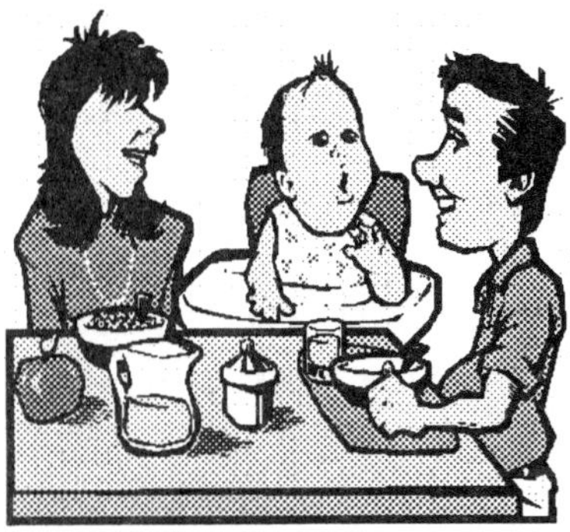

아이는 집안에서 자신에게 필요한 것이 충족되지 않는다는 것을 알게 되고, 마치 부모와 같은 역할을 해야만 만족감을 얻을 수 있게 된다는 것을 깨닫게 된다. 그래서 그들은 자신이 자기 역할을 잘 해낸다는 것을 보여주기 위해서 어린 동생들이 계속 불안정한 상태에 머물러 있기를 은근히 바란다.

후일 그들이 장성하여 가정을 꾸렸을 때 그들은 스스로 알코올의존증에 걸리거나 혹은 알코올의존증 환자와 결혼합으로써 그들이 익숙한 생활 유형을 고수하려는 경향을 보인다. 이것은 그들이 살아온 환경에서 믿음을 배우지 못하고, 다른 사람과 친밀한 관계를 유지하는 방식을 습득하지 못함으로써 생기는 결과이다.

알코올의존증 환자가 치료를 위해 병원을 찾을 때쯤은 그의 음주행동이 가족 내에서 평형을 이루는 한 가지의 요소로 작용하고 있을 수도 있다. 그의 음주 행동을 제거하는 것이 가족을 위해서 바람직하지만 어떤 경우 그것은 가족 붕괴의 실질적인 위협 요소가 되기도 한다. 그러므로 알코올의존증 환자와 그 가족의 치료에는 매우 신중한 접근이 필요하다.

2. 알코올의존증 환자 자녀(COA)의 특징

정확한 통계는 알 수 없으나 미국에서는 알코올의존증 환자의 자녀(COA:children of alcoholics) 중 20세 미만인 청소년이 약 690만 명에 달한다고 한다(Woodside, 1982). 또 하나의 중요한 통계는 20세 이상이 된 성인 COA의 숫자이다. 이들이 보통 알코올의존증 치료 기관에서 발견되기는 하지만 정확한 유병율은 알 수 없다.

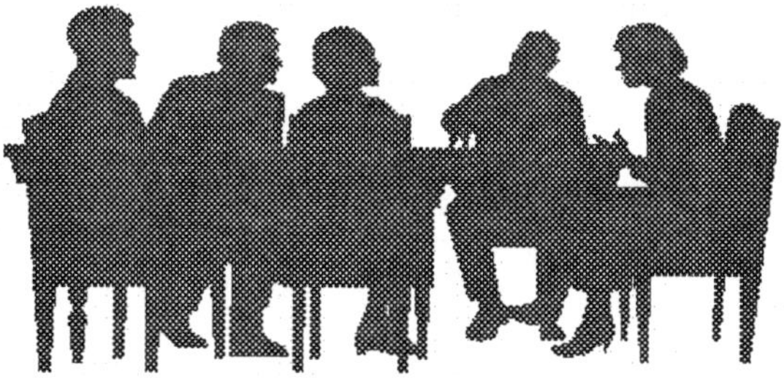

그러나 알코올의존증 환자의 가정에서 자라는 것과 그가 성인이 되어서 알코올의존증 환자가 되는 것에는 분명한 연관성이 있다.

1933년 Pohlish는 그가 연구하고 있는 알코올의존증 환자의 아버지 중 47%가 역시 알코올의존증 환자였음을 밝혀냈다. 보다 최근에는 1982년 Woodside가 연구한 것으로, 뉴욕 주의 알코올치료센터에 등록된 환자의 58%에서 적어도 부모 중 한 사람이 알코올의존증 환자였다고 한다.

우리는 현재 성인 COA가 얼마나 되는지는 알 수 없으나, 적어도 COA는 그들의 어린 시절의 문제점을 성인기에까지 가지고 간다는 것은 알 수 있다. 그 문제점들은 술, 음식, 일, 도박 등 여러 형태의 중독을 포함하여 강박적이고 완고한 행동 패턴, 의학적, 심리학적 문제, 그리고 대인관계의 문제점에 이르기까지 다양한 것들을 포함하고 있다.

1) COA의 인격의 특징

만성적인 스트레스와 위기를 경험하면서 사는 아이들은 여러 가지의 문제점을 일으킨다. 마찬가지로 무능력한 알코올의존증 환자인 부모와 살고 있는 아이들은 여러 가지 심리적, 사회적 기능과 대인관계에서 문제가 발생한다.

부모의 만성적인 질병에 적응한 결과, 그들은 부모의 심기를 자극하지 않기 위해서 정직한 말과 기분의 자발적인 표현을 회피하게 된다. 그들은 또 정서적, 사회적으로 자신들의 욕구를 억제하는 것을 배우고 마침내는 그들의 기분과 욕구로부터 동떨어진 행동을 하게 된다.

이들에게는 부모의 만성적인 알코올의존증이 가족생활의 중심이 되고, 자라나는 아이들은 어른들이 자신들을 지지하고 만족을 주는 상대가 아니라고 느끼게 된다. 그럼으로써 COA는 다음과 같은 특별한 어려움에 봉착하게 된다.

첫째, 이 아이들의 문제는 가족 내에서 만성적인 음주가 사라진 후에도 오랫동안 지속되고, 실제로 심한 알코올의존증이 있건 없건 대를 물려 내려간다. 술을 마시던 부모가 술을 끊거나 이별, 이혼, 또는 사망으로 인하여 가정에서 사라진다고 하여도 어린이가 여전히 파괴적인 태도와 행동상의 문제를 버리지 못한다.

둘째, 아이들의 문제가 발생하고 지속되는 과정은 심한 강박 충동, 완고함, 그리고 망상적인 믿음과 가치관으로 두드러진다.

① 강박 충동(compulsion)

COA는 매일 매일 살아가기 위해서 다양한 생존 기술을 익히지 않으면 안 된다. 그러나 안타깝게도 어린 시절의 생존을 유지시켜주는 그 기술은 사춘기와 성인기에는 매우 해로운 것이 되어 간다.

일례로 COA의 생존 기술의 하나인 '가족 영웅(Family hero)'은 칭찬받을 만한 행동을 함으로써 가족을 알코올의존증으로부터 구해내려고 하는 것이다.

그 아이는 가족의 안녕을 위협하는 알코올의존증이라는 질병을 완벽하게 통제하고 재앙으로부터 가족을 구해내려고 한다. 그럼으로써 그는 가족 내에서 자부심의 원천이 된다. 이런 행동은 건강한 쪽의 부모로부터 "네가 집안의 희망"이라는 칭찬을 들음으로써, 혹은 학교에서 좋은 성적을 거두고 상을 받음으로써 강화되어 간다.

그러나 그 아이는 스트레스를 극복하는 다른 여러 가

지의 방식을 경험하지 못하고 인생을 살아가는 단 한 가지의 방법만을 알게 된다. 그것은 즉 완벽주의자(perfectionist)가 되는 것이다. 그는 어른이 되어가면서 고집쟁이가 되고 문제해결에 융통성 없는 태도를 보인다.

② 완고함(rigidity)

COA는 스트레스를 낮추는데 필요한 성숙한 어른의 역할을 거의 경험하지 못하고 자란다. 따라서 그에게 있어 자극에 대한 반응의 범위는 매우 제한되고 판에 박히게 된다. 그들은 스트레스에 대해 여러 가지 적절한 방식으로 대응하지 못하고 완고한 반응을 보인다. 이런 방식은 단기적으로는 유용할 수 있으나 장기적으로는 비효율적인 것이 된다.

예를 들면 16세의 가정 내 '희생양(scapegoat)' 혹은 '반항아' 역시 COA가 적응해 가는 방식의 하나인데, 그는 그의 아버지가 알코올의존증으로 부터 거의 회복 단계에 와 있음에도 불구하고 거칠게 행동화(acting out)하는 것을 볼 수 있다.

그의 무례한 행동은 가족들로부터 관심을 끌어내려는 행동이었던 것이다.

치료 과정에서 그 가족의 문제는 다 논의되었고 그 아이는 더 이상 무례한 행동을 할 이유가 없어졌지만, 그는 단지 인생의 어려움을 극복하는 방법과 가족으로부터 관심을 이끌어내는 다른 방법을 알지 못하기 때문에 계속해서 완고한(rigid) 반응을 보이는 것이다.

③ 망상적인 믿음과 가치관(Delusional quality of beliefs and values)

알코올의존증 환자의 가정은 그 집안에만 국한되어 있을 뿐 진짜 세계와는 매우 다른 특별한 가치체계를 가르치는 곳이다. 그러나 거기에서 자라는 아이들(COA)은 그 가치체계와 믿음이 사실이라고 믿는다.

그들은 그것을 진짜 세계와 비교해보는 대신 그들의 독특하고 지극히 사적인 경험을 일반화하는 어리석음에 빠진다. 그들은 또 환경으로부터 교정을 받는 고통을 이겨내지 못하고 왜곡된 시각을 계속 유지한다.

COA의 성격구조는 망상적인 믿음을 완고하게 강화한다. 그러나 현실과 경험으로부터 배우지 못하는 능력의 결함은 계속되는 갈등과 욕구의 박탈을 가져온다. 이런 망상적인 믿음은 알코올의존증 환자 가족의 중요한 문제인 부정

(denial)에 기인한다.

2) 알코올의존증 환자 가족에서 COA의 역할

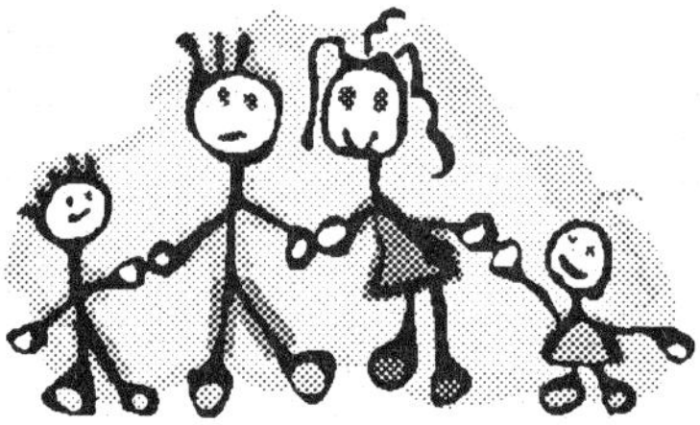

알코올의존증 환자 가족에서 아이들(COA)의 역할은 다음과 같은 특징을 보인다. 이런 특징들은 형제간의 순서, 부모 중 누가 알코올의존증 환자인가, 알코올의존증이 어느 정도 진행했는가, 아이의 성별이 무엇인가, 형제가 몇 명이나 있는가, 그가 발달의 어느 과정에 있는가에 따라서 달라질 수 있으나 대략 다음과 같이 구분할 수 있다.

이것은 알코올의존증 환자 집안에서 자녀들이 성장하면서 경험한 치열한 인생의 갈등으로 인해 초래되는 결과이다.

① 가족의 영웅(Family hero)

알코올의존증 환자 가족에서 흔히 맏아이는 술을 마시지 않는 부모와 재빠르게 동맹을 맺고 가족의 영웅으로서 역할을 한다. 그는 학교에서 좋은 성적을 거두고 운동이나 과외활동에서도 두드러진 면을 보여 혼란스러운 가정에 믿음을 주는 '좋은 아이' 가 된다.

가족 내에서 그의 역할은 "재앙으로부터 가족을 구해내는 것"이다. 그렇지만 그가 칭찬받을만한 일을 해도 부모는 계속해서 술을 마셔대고 마침내 재앙에 빠져 들어간다.

그 아이는 부모에게 "이렇게 훌륭한 아이를 낳아서 기르고 있으니 나는 실패하지 않은 사람"이라는 증거가 되어 자신이 좋은 부모라는 자부심을 갖도록 한다. 그러나 가족을 구하겠다던 그 아이의 시도는 결국 실패하여 그는 죄책감에 빠지고 자존심이 추락한다. 이들은 후에 일중독(workaholic)에 빠지거나 어떤 형태로든 강박적인 행동을 하게 된다.

② 희생양(scapegoat)

이것은 흔히 알코올의존증 환자 가족의 둘째 아이가 하는 역할이다. 이들은 맏아이가 집안에서 좋은 아이로 행세하고 가족의 영웅이 되는 것과는 반대로 가족의 관심을 끌기 위해서 반항적이고 과격한 행동을 한다.

그들은 실패와 죄책감을 험악하고 거들먹거리고 싸움질을 하는 것으로 표현하는 반항아의 기질을 보인다. 가족의 영웅이 무언가 잘 해내서 집안을 바꾸어보려고 노력하는 것과 마찬가지로 이들도 행동화(acting out)함으로써 변화를 추구하는 것이다.

한편 알코올의존증 환자의 가족은 은연중 희생양을 필요로 한다. 그 희생양의 과격한 행동이 두드러짐으로써 가족의 알코올 문제가 감추어지고, 그 것이 난동을 피우는 자식의 문제로 잘못 알려지기를 원하기 때문이다.

가족 영웅이 가족을 중심으로 행동한다면 희생양은 패거리를 중심으로 행동한다. 그리고 때때로 그 반항기(氣)는 약물이나 알코올을 사용하는 것으로 발전하기도 하며, 이런 이유로 이 아이들이 치료를 받기도 한다. 이런 경우 이 아이의 문제는 전체적인 알코올의존증 환자 가족의 문제로 다루어지지 않으면 안 된다.

그러나 알코올의존증 환자의 가족은 이 희생양의 문제가 해결되는 것을 원하지 않는다. 왜냐하면 그 아이가 치료를 받고 좋아지면 오히려 집안의 알코올 문제가 두드러지고 외부에 노출될 수 있기 때문이다. 그러므로 이런 경우 가족 구성원 전체가 치료에 참여하는 것이 바람직하다.

③ 잊혀진 아이(Lost child)

알코올의존증 환자 가족에서 세 번째로 태어난 아이는 먼저 태어난 아이들에게 완전히 압도당한다. 그는 가족 시스템 내부에서 출구를 찾지 못하고 자포자기하게 된다. 그는 고립되고 추종자가 되며 가족으로부터 정서적으로 멀어져 간다.

그는 다른 형제보다 뛰어나지도 않고 기대에 어긋난 행동도 하지 않으면서 환상에 젖어 사는 무능력자가 되어간다. 다른 형제들과 달리 그는 인생을 살아가는데 필요한 기술을 거의 갖고 있지 못한다. 그는 다른 사람과 친밀한 관계를 형성하는 능력의 부족, 독립심과 주장의 부족 등으로 인해서 장기간의 정신과적 치료를 요한다. 이 아이는 성적 주체성의 문제를 갖고 있을 수 있으며 때로는 근친상간의 희생자가 되기도 한다.

④ 마스코트(mascot)

알코올의존증 환자 가족의 막내 아이는 흔히 걱정이 없고 항상 즐거운 아이로 보이는 경우가 많다.

가족 영웅의 진지함이나 희생양의 험악함에 대항하는

것이 불가능하다는 것을 아는 그는 부모의 관심을 얻거나 가족 간의 긴장을 떨어뜨리기 위해 아예 집안의 광대가 되어 익살을 떠는 방식을 택한다.

그러나 그는 즐거운 연회장에서도 병적인 공포심을 느끼기도 하고 현실로부터 고립되는데 두려움을 갖기도 한다.

시간이 가면서 집안의 알코올 문제는 점점 더 악화되어가고 가족은 더욱 더 황폐화되어 간다. 그는 집안에서 계속 술 마시는 광경을 목격하고 싸우는 소리를 듣는다. 그렇지만 집안에는 아무 일도 없다는 이야기를 듣게 된다.

가족의 영웅, 맏아이는 자신의 가정이 완벽한 것이라고 보여주기에 급급하여 마스코트에게 집안에서 보고 듣는 것은 사실이 아니라고 말한다. 마스코트는 안심하고 익살을 부린다. 그리하여 그는 집안이 혼란한 와중에도 우스꽝스러운 이야기를 하는 부적절함을 보인다.

학교에서 마스코트는 과운동성 행동장애를 보인다. 주의력이 산만하여 학습과 정서적으로 부족한 아이로 평가받는다. 그는 스트레스를 참지 못하고 자주 불안한 반응을 보인다. 그는 스트레스를 조절하고 참아내는 습관과 적절한 방식으로 유머를 사용하는 법을 배워야 한다.

3) COA의 발달상의 문제

에릭슨(Erikson:1963)은 소아의 발달을 8단계로 구분하고 각각의 단계는 그 전의 단계가 완성된 후에야 다음으로 넘어갈 수 있다고 했다. 그러나 알코올의존증이 가족 내에서 만성적이고 황폐화하는 양상을 띠기 시작할 때 아이의 정신사회적 발달은 그 단계에서 멈추게 된다.

만약 집안에 알코올 문제가 발생했을 때 아이가 후기 청소년기를 지나고 있었다면 그는 별로 영향을 받지 않고 그 시기를 빠져 나올 수도 있다. 그러나 소아기 혹은 초기 청소년기에 있을 때 그런 문제가 발생하면 그 충격은 대단히 클 수 밖에 없다.

집안에 알코올 문제가 있더라도 COA는 육체적으로는 성장을 계속한다. 그러나 정신사회적 발달은 문제가 발생한 그 시기에 머무르게 된다. 그러므로 17세 된 '가족의 희생양'을 치료할 때 그 아이는 정신사회적 발달 과정상 7~12세 정도에 해당하는 잠복기(latency)에 머무르고 있는 아이일 수도 있다.

4) COA의 행동상의 문제

COA는 다음과 같은 행동상의 문제점들을 보인다. 이것들은 모두 동시에 나타나는 것은 아니고 그 아이가 발달의 어느 단계를 지나고 있는지에 따라 다를 수 있고 또 다른 요소들로 인하여 영향을 받을 수도 있다.

1. 일차적 관계형성의 불능.
2. 왜곡된 현실 감각.
3. 가성 성숙(pseudomaturity).
4. 우울증.
5. 육체적, 정서적 발달 지연.
6. 야경증, 과도한 공포.
7. 무감동.
8. 다른 사람을 즐겁게 하기 위해 안달이 남.
9. 과도하게 환상(fantasy)에 빠짐.
10. 위험한 일을 염두에 두지 않음.
11. 창조성과 탐구심의 부족
12. 성적 역할에 혼동이 옴.
13. 낮은 자존심.
14. 고립되고 외로움을 느낌.

15. 충동조절의 장애.

16. 또래 그룹과 어울리지 못함.

17. 환경에 대한 지식의 결여.

18. 나이에 맞는 의무를 받아들이는 능력의 결여.

19. 자신의 감정과 판단을 신뢰하지 못함.

3. 알코올의존증 환자 가족이 해야 할 일

우선 가족 중 한 사람이 알코올의존증에 걸렸다는 사실을 부인하거나 감추기에 급급해서는 안 된다. 알코올의존증이란 수치스러운 죄악이 아니라 다른 신체적 질병과 마찬가지로 병에 걸린 상태이며 치료가 필요하다는 점을 인정하고 받아들여야 한다.

알코올의존증에 걸린 가족에게 지친 나머지 배우자는 자녀들에게 관심을 쏟지 못하고 그들이 집안에서 혹은 학교에서 경험하는 어려움에 대해 무관심으로 일관하는 수가 있다. 이럴 때 아이들은 더욱 큰 소외감과 어려움을 느끼게 된다. 그러므로 한사람의 알코올의존증 환자가 집안을 어렵게 하더라도 그것은 치료해야 할 병으로 취급해야 하며 서로 감정적으로 얽혀 들어가서는 안 된다.

자녀들에게는 애정을 표현해주어야 한다. 알코올의존

증 환자의 자녀들은 흔히 공포심에 빠지며 강박적이거나 비사회적인 행동으로 어려움을 극복하려는 경향을 보인다. 이런 아이들에게 그들의 고충을 들어주고 해결책을 찾아주는 것은 매우 중요한 일이다.

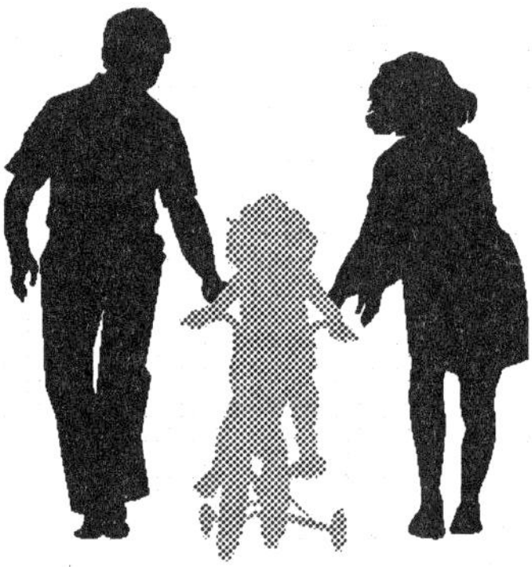

그러나 술에 취해 정신이 없는 부모를 이용하여 용돈을 타내거나 거짓말을 해서 자신의 이득을 취하려 하는 행동은 단호히 막아야 한다. 또 자신이 저지른 잘못이나 실수에 대해서는 꼭 책임지는 태도를 갖도록 가르쳐야 한다.

알코올의존증이란 질병에 대해 선입견을 갖거나 혐오감을 갖지 않고 다른 질병들과 마찬가지로 이것도 꼭 치료될 수 있는 질병이라는 점을 가족 모두가 인식해야 한다.

제5장 술을 끊기 위한 노력

I. 술을 끊기 위해서 어떻게 해야 하나?

1. 스스로 중독자임을 인정해야 한다.

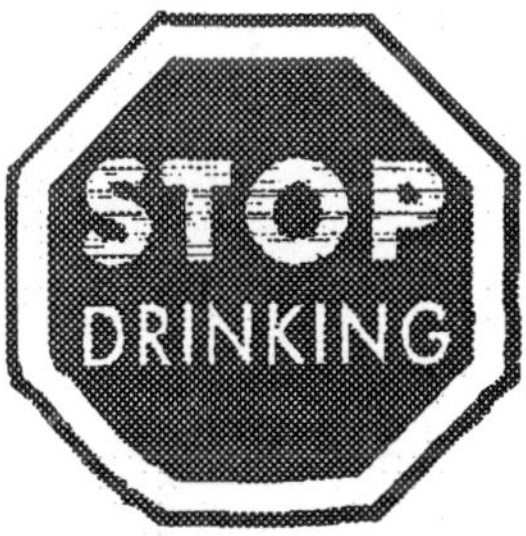

대부분의 알코올의존증 환자들은 술로 인해 심각한 문제를 경험하고 있으면서도 자신이 중독자임을 받아들이지 못한다.

이것은 물론 부정(denial)의 심리적 방어기제 때문이다. 그러나 자신이 알코올에 의해 심각한 피해를 보고 있는 중독자임을 인정하지 않는다면 술 때문에 생기는 여러 가지의 문제를 투사(projection)하는데 급급하게 되어 치유할 수 있는 기회를 놓치게 된다.

술 때문에 잦은 가정불화가 생기거나 친구 또는 친지들과의 관계가 악화되고, 부인이나 자식이 가출하는 등의 심각한 문제가 발생되는데도 그것이 자신의 술 때문이라는 사실을 깨닫지 못 하는 중독자들이 많다. 그러나 스스로 중독자라는 사실을 받아들이지 못한다면 알코올로 인해 발생되는 문제로부터 벗어날 수 있는 길은 어디에도 없다.

2. 주변의 도움을 받는다.

아편이나 필로폰 등의 마약 중독과 마찬가지로 일단 중독 상태에 이른 알코올의존증 환자는 여러 가지의 원인, 즉 개인의 인격 구조, 그가 처한 상황, 술을 끊은 후 발생될 수 있는 금단 증상 등의 문제들 때문에 외부의 도움 없이 스스로 극복하는 것은 거의 불가능에 가깝다. 그러므로 회복되기 위해서 주변의 도움을 받지 않으면 안 된다.

때로 자신의 술 문제로 인해서 도움을 받아야 한다는 사실을 매우 수치스럽게 생각한 나머지 누구의 도움도 받지 않으려고 하는 경우도 있고, 때로는 스스로 해결할 수 있다고 자만하여 도움을 거절하는 경우도 있다.

그러나 술을 끊어 가는 과정은 필히 금단 증상을 경험하게 되고 심한 경우 진전섬망으로 심각한 문제가 발생할 수 있으며, 특히 그 기간에 심한 두려움을 유발하는 공황장애 혹은 그와 유사한 증상이 생길 수도 있으므로 병원의 도움을 받지 않으면 안 된다.

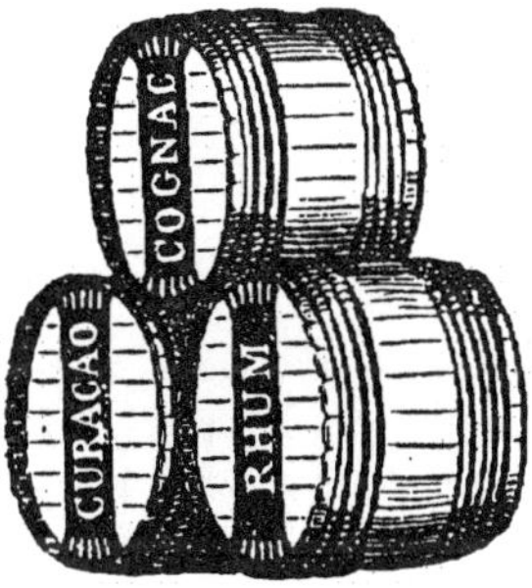

II. 술을 끊는 구체적인 방법

1. 계획을 세우고 실천하자.

대부분의 알코올의존증 환자는 완전히 술을 끊는다는 것은 상상조차도 하기 싫어한다. 실제로 간장이 나빠져서 더 이상 술을 마시기 어렵게 되거나 자신의 술 문제로 가정이 파탄에 빠진 상황에서도 술을 끊어야겠다는 결심을 굳게 하는 환자는 별로 없다.

가족이나 친지 또는 병원의 의사가 심한 압박을 주어 술을 끊도록 강요할 때도 진실로 술을 끊을 결심을 하는 환자는 많지 않다. 대개 당분간 술을 끊고 지내는 시기에도 "언젠가는 마음껏 취할 날이 있을 것"이라는 막연한 희망을 버리지 않는다.

그러므로 그들에게 술을 끊고 지낼 수 있는 계획을 스스로 세워보라고 요구해도 구체적으로 그 실천 계획을 세우지 않는다. 마음 깊은 곳에 있는 술에 대한 갈망이 구체적인 금주의 계획을 마련하는 것을 주저하게 만들기 때문이다.

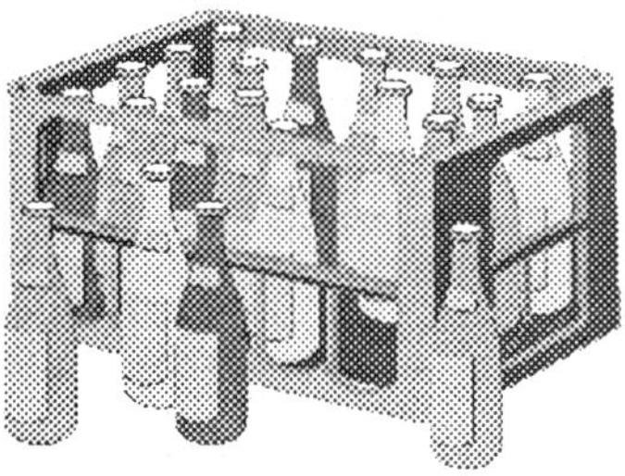

때로 그들은 이런 계획을 세우고 그 계획에 따라 노력하는 자신을 초라하게 생각한다. 그래서 아무런 계획도 없이 막연하게 하루 이틀 술을 끊은 후에 "이렇게 안 마실 수 있으므로 나는 중독자가 아니다"라고 합리화하기에 바쁘다. 또 자기보다 더 많이 마시는 사람과 비교하며 "그는 중독자이지만 나는 아니다"라고 믿어버린다. 그러나 이런 식의 금주는 지극히 단편적이고 무계획적이어서 성공하지 못한다.

분명한 것은 십 년 이상 과음을 해왔던 사람이 하루 이틀 또는 일주일 동안 술을 입에 대지 않았다고 하여 그가 알코올의존증으로부터 극복할 수 있을 것이라는 증거는 어디에도 없다는 것이다.

"일 년 간 술을 참겠다"라고 결심하는 사람은 곧 실패하게 된다. 오히려 그날 그날 단 하루만이라도 술을 참고 지내야겠다고 결심하는 편이 더 낫다. 또 하루 중에도 술에 대한 갈망이 늘 밀려오는 것이 아니고, 격한 감정의 변화, 충격적인 상황과의 만남 등이 술에 대한 갈망을 배가시키는 경향이 있으므로 그런 상황을 피하는 것이 최우선이다.

2. 금단증상을 극복하자.

처음 술을 끊고 며칠 동안은 보통 안정감을 찾기 어렵고 손발이 떨리거나 심한 불안증상을 보일 수 있다. 때로는 그 불안이 지나칠 정도로 심하게 나와서 극심한 공포감에 빠질 수 있다. 이런 공포감은 종종 알코올의존증 환자로 하여금 스스로 정신과 외래나 응급실을 찾게 하는 원인이 되기도 한다.

만약 진전섬망이 발생되면 무서운 환시나 환청을 경험할 수도 있으며, 잠재된 공황장애가 촉발되는 경우에는 죽음을 예감하는 공포심을 느낄 수도 있다. 이런 알코올 금단성 진전섬망이나 공황발작이 발생한다면 병원을 찾는 것이 가장 현명한 방법이다.

알코올 금단성 진전섬망은 방치하면 심한 경우 사망할 수도 있으며, 그렇지 않은 경우라도 알코올성 환각증이나 알코올 건망증후군으로 이행될 가능성이 매우 높은 상태이다. 또 알코올 금단성 공황발작은 잠재해 있던 공황장애가 활성화된 것으로 이후 오랫동안 증상에 시달리게 할 가능성이 높다.

금단 증상의 정도가 아주 심하지 않다면 책을 읽거나 조용한 음악을 들으면서 마음을 갈아 앉히도록 노력해야 한다. 불안감을 극복하기 위해서 또다시 술을 마시는 것은 일시적으로 안정을 찾을 수는 있으나 궁극적으로는 불을 끄기 위해 기름을 끼얹는 격이 되어 사태를 더욱 악화시킨다.

알코올유발성 공황발작 (Alcohol-induced panic attack)

전에 공황장애가 없었던 사람이 오랫동안 술을 마신 후 금단증상을 경험하는 동안에 공황 증상이 오는 것을 말한다.

여기에 빠지면 곧 죽을 것 같은 공포감, 또는 사람들 앞에서 쓰러져버릴지도 모른다는 극심한 불안이 엄습하게 된다. 이때는 불안이 심한 상태이므로 꼭 병원을 찾아 도움을 청해야 한다.

술을 완전히 끊고 동시에 약물치료를 하면 짧은 시간 내에 좋아질 수 있다. 그러나 일부에서는 증상이 반복적으로 나타남으로써 오랜 동안 치료하지 않으면 안 된다.

3. 술로부터 멀리하자.

대개 오래 술을 마셔오는 동안 알코올의존증 환자가 자주 만나던 사람들은 확연히 다른 두 그룹으로 구별되어 간다. 만나면 늘 술을 마시는 사람들의 그룹과 은연중 그와 만나는 것을 회피하는 사람들의 그룹이 그것이다.

전자는 그와 비슷한 음주성향을 가지고 있어 습관적으로 술을 많이 마시는 사람들이고 그 중에는 그와 비슷한 알코올 문제를 가지고 있는 사람들이 섞여있다. 후자는 그의 음주습관에 환멸을 느끼거나 그와 같이 술을 마셔대면 죽을 지도 모른다는 위기의식을 느끼고 있는 사람일 수도 있다.

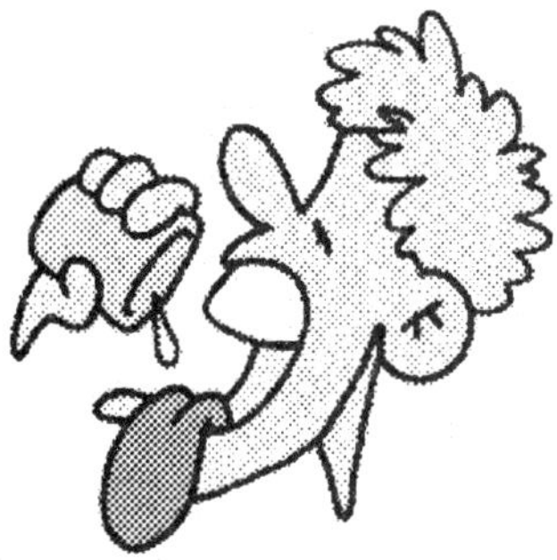

그러나 전자에 속하는 사람들은 이제 의식적으로 만나지 말아야 한다. 물론 술집도 출입하지 않겠다고 결심해야 한다. 귀갓길에 늘 다니던 술집이 있다면 길을 돌아다녀야 할지도 모른다.

만약 직업상의 이유로 술을 멀리하기가 어려운 상황이라면, 예컨대 술을 파는 음식점을 경영하고 있다던가, 술집을 운영하고 있다던가, 혹은 회사에서 이른바 술 상무를 맡고 있는 사람이라면 과감히 그 직업을 버릴 각오를 하지 않으면 안 된다.

그는 또 늘 함께 술을 마시던 술친구들로부터 배신자라는 이야기와 욕설을 들어야 할지도 모른다. 그런 상황이 벌어진다면 그들을 배신함으로써 잃었던 자신의 인생을 되찾게 된다는 반대급부를 생각해 보라. 잃는 것이 있다면 반대로 얻는 것도 꼭 있다.

자신의 의지가 충분히 강하지 않다면 회식 자리도 피해야 한다. 술에 대한 자신의 인내력을 시험해 보고 싶은 충동도 피해야 한다.

4. 감정의 변화를 주의하자.

알코올의존증 환자들은 배가 고프거나 피곤할 때, 화가 날 때, 쓸쓸할 때 술의 유혹에 빠지기 쉽다. 그러므로 이런 상황을 피하려고 노력하지 않으면 안 된다.

오후 늦은 시간에 허기를 느끼면 무엇이든 먹어서 공복감을 없애주어야 한다. 술이 생각날 때 어떤 음식이든 먹어서 허기진 배를 채우면 술에 대한 갈망이 확실히 줄어드는 것을 경험하게 될 것이다.

술을 끊으려고 노력하는 사람들에게 화가 나는 상황은 나쁜 결과를 초래하기 쉽다. 분노감정은 알코올의존증 환자들의 생활의 핵이다. 만약 어떤 상황이나 사람으로부터 자극을 받거나 화가 난다면 과감히 그 자리를 피해야 한다. 결코 그 상황과 맞대면해서는 안 된다.

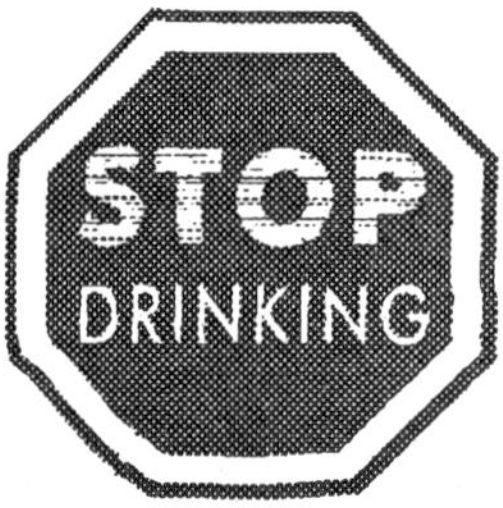

AA연합단체에서 발행한 〈익명의 알코올 중독자들〉이라는 책자에서는 원한(怨恨)이 다른 무엇보다도 많은 알코올 중독자를 파멸시키는 것이라고 지적하고 있다. 모든 영적인 병은 원한에서 생기므로 우리의 영적인 병이 회복되었을 때 정신적, 육체적으로 회복할 수 있을 것이라고 말한다. 그래서 알코올의존증 환자들에게 원한을 유발하는 감정에 대하여 자세히 조사하고 그것을 기록할 것을 권고하고 있다.

자신이 화를 냈던 사람들, 자신을 화나게 만들었던 사회적 규범 또는 원칙을 일람표로 만들어서 왜 화가 났었는지 자신에게 묻도록 한다.

알코올의존증 환자들은 거의 모든 경우에 그들의 자존심, 금전에 관한 문제, 야심, 성 관계를 포함한 인간관계에서 상처를 받아 화를 내고 있으며, 그것이 알코올을 다시 섭취하게 하는 동기가 된다는 것이 밝혀졌다.

5. 신체적인 운동을 하자.

산책 또는 조깅을 하거나 헬스클럽에 가서 땀이 나게 운동을 하는 것은 정서적인 순화를 위해 매우 좋은 방법이다. 몸을 고단하게 움직이고 땀을 흘리면 마음의 갈등이 많이 줄어드는 것을 경험하게 될 것이다.

스트레칭(stretching)은 근육의 긴장을 풀어주고 무거운 느낌을 갈아 앉혀서 술에 대한 갈망을 줄여 주는 효과가 있다.

6. 과거의 행적으로부터 배우자.

과거에 자신이 술에 취해 잘못된 행동을 하고 남들에게 실수했던 일들을 떠올려 보자. 술에 취해 길거리에서 소리 지르고, 아무한테나 시비를 걸고 집에 와서는 물건을 부수거나 부인과 자녀들을 괴롭혔던 기억들을 떠올려 보라. 그리고 그런 행동들이 자신의 사회적 혹은 가정에서의 위치와 얼마나 걸맞고 어울리는 것인지 판단해 보라.

처음 한 잔이 주었던 짜릿한 즐거움의 대가가 취한 후 벌어졌던 혼란스러운 일들이라면 어떤 생각이 드는가.

과음을 해서 아무렇게나 쓰러져 잤던 일, 이튿날 어떻게 집에 왔는지 알 수도 없어서 곤혹스러웠던 일, 온몸이 상처투성이이고 아파 움직일 수 조차 없었던 일, 취중에 내뱉은 자신의 말이 기억나지 않아서 당황했던 일, 술 마신 일을 정당화하기 위해서 가족과 주변 사람들에게 거짓말을 했던 일, 그밖에 취중에 다른 사람의 마음에 상처를 주거나 신체적으로 가했던 위해(危害) 등을 생각해 보라. 이런 일련의 행동장애가 과연 '한 잔의 기쁨'과 견줄 수 있는 것인지 하나하나 되새겨 보라.

7. 자신감을 잃지 말고, 자만하지도 말자.

술을 끊은 후 며칠간은 진전섬망과 같은 심한 금단증상이 나오지 않더라도 상당히 고통스러운 경험을 하게 된다. 심한 심리적 압박감과 고통, 불안, 불면증으로 고통 받을 수 있다. 이런 시기에는 자신에게 분노하고 좌절감을 느끼며 다시 술을 마시고 싶은 생각에 빠질 수 있다.

이때에는 당분이 함유된 음식을 충분히 먹고 술이 들어가지 않은 음료수를 자주 마시도록 해야 한다. 면도와 이발을 깨끗하게 하고 뜨거운 물에 몸을 담가서 긴장이 이완되도록 노력해야 한다. 외모를 깔끔하게 하고 깨끗한 옷을 입으면 마음도 산뜻해지는 것을 느끼게 된다. 처음 불편하고 불안했던 느낌들은 차츰 시간이 갈수록 나아지게 된다.

그러나 이런 시기를 극복한 후에는 오히려 자만심에

빠질 수 있다. 이것 또한 경계해야 한다. 단 며칠 간 술을 참았다고 하여 성공한 것은 아니기 때문이다. 며칠 간 술을 참았다고 의기양양해하고 스스로 술을 조절할 능력을 가졌다고 판단하는 것은 잘못이다. 자신을 과신하는 사람은 불과 며칠 안에 다시 술의 유혹에 빠져 들어갈 가능성이 매우 크다. 그러므로 자신감이 생겼다고 확신할 때를 경계하고 각별히 주의하지 않으면 안 된다.

8. 실패했을 때 솔직히 인정하자.

술을 끊는 일은 실패할 가능성이 매우 높다. 특히 술과 가까이 있는 직업을 가진 사람, 술 마시는 친구가 많은 사람 또는 혼자 있는 시간이 많은 사람의 경우 그 가능성은 특히 높다.

중요한 것은 실패했을 때 그것을 솔직하게 인정하고 다시금 도움을 받는 일이다. 체면 때문에 거짓말을 하고 진실을 감춘다면 다시 적절한 도움을 받기 어렵다. 실패하면 인정해야 한다. 그리고 겸허하게 다시 도움을 받을 자세를 갖추어야 한다.

III. 재발을 경고하는 중요한 증상

알코올의존증 환자는 술을 끊겠다고 아무리 강한 결심을 하더라도 실패하는 경우가 많다. 통계상 병원에서 퇴원한 후 1년 간 술을 마시지 않고 지낼 수 있는 환자는 10% 미만이다.

그러나 몇 번을 실패하고도 자신이 알코올중독 환자라는 사실을 깨닫지 못한다면 그들 앞에 기다리는 것은 죽음뿐이다. 더욱 중요한 것은 그들이 죽을 때까지 계속 소비해야만 하는 시간과 돈으로 인하며 가족이 뿔뿔이 흩어지거나, 직장을 잃거나, 친구를 잃고, 결국엔 아무도 자신의 곁에 남지 않게 되는 비극적인 과정을 겪어야만 한다는 점이다.

알코올의존증은 오랜 기간을 통해 습관으로 굳어져버린 행동이기 때문에 스스로 뼈를 깎는 노력을 하지 않으면 고칠 수가 없다.

만취되어 몸을 가누지 못할 정도로 고생을 하고 나면 다시는 술을 마시지 않을 것 같지만 그것은 생각만큼 쉬운 문제가 아니다. 알코올의존증 환자들은 술을 마시지 않으면 곧 불안감을 느끼고 무언가에 쫓기는 기분에 빠져서 결국은 충동적으로 다시 술을 찾게 된다.

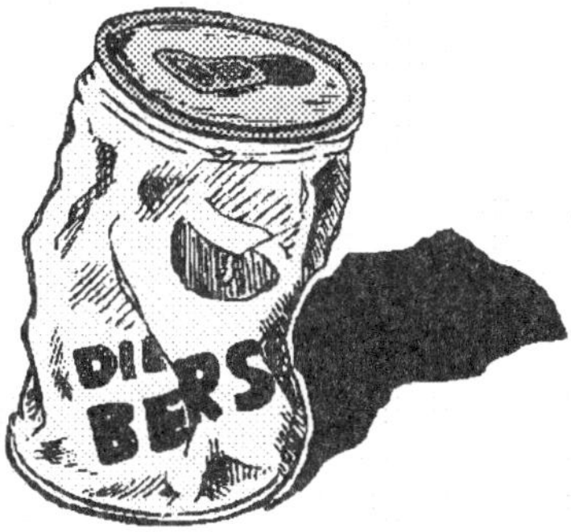

자신의 문제를 부정하는 심리 상태, 분노 감정, 스트레스를 감내하는 능력의 약화, 판단력의 장애 등이 그들 마음속에 깊이 뿌리박고 있는 문제이기 때문에 끊임없이 노력을 하더라도 그들은 곧 다시 술을 마시게 될 가능성이 높다.

술을 끊고 지내는 동안에 다음의 증상들이 보이면 그들은 술을 다시 마실 가능성이 대단히 높아진다.

1. 부정

자신에게 술 문제가 있다는 사실을 전면적으로 또는 부분적으로 부정하는 것으로, 모든 알코올의존증 환자가 처음부터 가지고 있는 문제이다. 이 문제는 대부분 병원에서 치료를 받고 알코올에 관한 교육을 받는 동안 현저히 개선되어 가는 것이 보통이다. 그러나 시간이 가면서 다시 생각이 변하는 경우가 많이 생긴다.

대개 알코올의존증 환자는 술을 끊은 후에도 여러 가지 문제로 상당 기간 어려움을 많이 겪게 되는데 이런 어려움이 생긴 것이 바로 술때문이었다는 사실을 받아들이기 어려워한다. 그들은 자신과 주변의 어려운 일들이 모두 다 술과 상관없이 일어나는 일이라고 생각하게 된다. 치료의 처음에 자신의 이런 부정의 심리상태를 인정하였던 환자들도 시간이 흐르면서 다시 부정하게 된다.

2. 불안과 자신감의 상실.

흔히 알코올의존증 환자들은 술을 끊고 생활하기 어려울 것이라는 자신감의 부족 때문에 불안과 두려움에 빠진다. 또 이런 불안감 때문에 언젠가 다시 술을 마시고 말 것이라는 생각이 들면서 몹시 초조해 한다. 결국 어찌할 수 없다는 생각으로 자포자기하게 된다.

3. 방어적인 태도와 충동적인 행동

다른 사람이 술 문제를 포함한 자신의 언행에 대해 지적하면 심하게 짜증을 내고 방어적으로 되면서 그런 문제에 대한 논의 자체를 회피하거나 합리화하려고 한다. 이것은 자신의 술 문제가 논의됨으로써 일어나는 불안을 감당하지 못함으로써 나오는 반응으로, 그가 매우 불안정한 심리상태에 있다는 사실을 반영하는 것이다. 이런 상태에 놓여있는 경우, 그는 급성 혹은 만성적 스트레스에도 매우 취약하고 충동적인 행동을 할 가능성이 높다. 실제로 이런 민감한 반응을 보이는 경우에 그는 머지않아 다시 알코올에 의존할 가능성이 매우 높다.

4. 우울증

알코올의존증 환자는 외로움을 느끼면서도 사람을 만나는 것을 두려워하고 피한다. 그는 사람들이 자신을 이해하지 못한다고 생각하기 때문에 여러 가지 이유를 대면서 만남을 피하려한다. 그리하여 자신의 문제를 다른 사람과 의논하지 않고 충동으로 해결해버린다.

시간이 갈수록 그는 매우 불안정한 상태가 되면서 좌절감을 느끼고 죽음을 심각하게 고려한다. 그리고 이런 느낌은 그로 하여금 술을 다시 마시게 한다.

그는 또 뚜렷한 이유도 없이 세상에 대한 적개심과 원한을 갖는데, 이런 감정은 주변의 모든 것이 대상이 되기도 하고, 특정인을 향해서 나타나기도 한다. 때로는 자기 자신에게도 심한 혐오감을 느끼며 반감을 갖기도 한다. 자기 인생에 대해 불만을 가지고, 자신의 인생이 너무 어렵고 힘들다고 생각한다.

그는 술을 끊은 후 초저녁에 잠들지 못하고 고통을 받다가 아침에는 일어나지 못한다. 함께 생활하는 가족들과 시간대를 맞추지 못하고 우왕좌왕한다. 항상 불안에 빠져 어떤 일이든 시작하지 못하고 또 막상 무엇이든 하려고 하면 그것을 어떻게 해야 할지 몰라서 좌절하게 된다. 그는 자신에게 자꾸만 실망하게 된다.

만성 주정의존증 환자의 약 50%에서는 매우 심한 우울 증상이 나타난다. 모든 의욕의 상실, 대인관계의 회피, 저저분한 꿈자리, 식욕부진, 성욕의 감퇴, 기억력의 현저한 감퇴, 자살의 충동 등이 생겨난다.

5. 거짓말

알코올의존증 환자는 술에 취해있지 않을 때에도 거짓말을 하고 현실에서 도피하는 행동을 보인다. 이것은 술에 취해있을 때 늘 해오던 거짓말의 습관이 그대로 남아있어서 그러는 것이다. 이런 행동은 본인이 스스로 느끼고 알고 있으면서도 계속 반복한다는 특징을 갖는다.

이런 행동은 주변 사람들, 예컨대 자신의 아내나 부모 등이 비교적 강한 초자아와 건전한 판단력으로 자신의 행동을 조절하려 할 때 더욱 두드러지는 경향이 있다. 그는 때로는 거짓말을 하는 자신이 한심하게 느껴지고 양심에 가책을 받기도 하지만, 그것이 거짓말이라는 사실을 직면(confrontation)하려 하지 않고 계속 반복한다.

6. 치료의 거부

알코올의존증으로 치료를 받았던 환자들 중 상당수는 자신을 입원시킨 가족에 대한 원망을 늘어놓고, 입원해있는 동안 극심한 정신적 고통을 경험했다고 말하면서 외래 통원치료를 중단한다. 때로는 병원이 마음에 안 들어서 그렇다고도 하기도 하고, 담당 의사를 믿을 수가 없다고 하기도 한다. 병원에 입원해 있던 동안 부당한 처우를 받았다고 주장하기도 하고 스스로 술을 끊을 수 있다며 치료를 중단하기 위해 갖가지 핑계를 댄다.

7. 마른 주정

알코올의존증 환자가 술을 끊고 지내는 동안에도 마치 술에 취한 것처럼 거친 말과 충동적인 행동으로 주변 사람들을 몹시 힘들게 하는 상태가 있다. 이를 마른 주정이라고 한다.

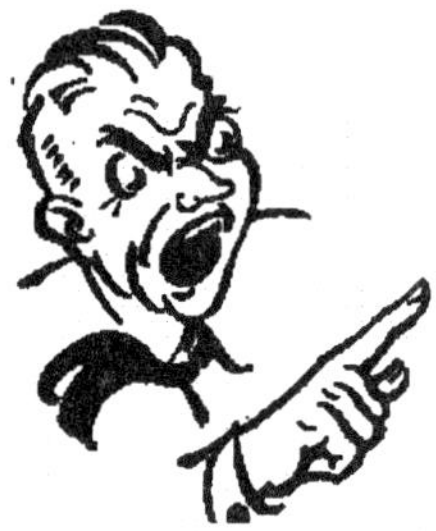

그들은 반복적으로 알코올 치료 프로그램에 참석하여 술과 알코올의존증에 대하여 많은 지식을 가지고 있는 것처럼 보인다. 그러나 그들은 자신의 문제를 잘 아는 것처럼 행동하지만 정작 말만 앞서고 실천은 하지 못한다. 그들은 워낙 말에 능란하여 병원의 치료진이나 가족들로 하여금 그가 완전히 변했다고 믿게 하지만 실제 변한 것은 별로 없다.

그들은 사소한 문제에도 불평불만을 보이거나 폭력적인 언행으로 반응하는 행동을 반복한다. 아내가 설거지를 깨끗이 하지 않았다고 잔소리를 하기도 하고, 이웃 사람과 이야기하는 태도가 마음에 들지 않는다고 불평을 늘어놓기도 한다. 자식을 교육시킨다면서 필요 이상으로 흥분하고 폭력적이 되기도 한다. 그런 행동을 하면서 주변 사람들이 이해하기 어려운 분노와 적개심이 여과 없이 노출된다.

그들은 직장의 상사나 동료에 대한 비판도 곧잘 하고, 텔레비전에 나오는 모든 인물들, 예컨대 드라마의 주인공에서부터 특정 정치인에 이르기까지 모두를 비판하기도 한다. 이것은 자기 자신에 대해서는 스스로 평가하지 않으려고 하고, 다른 사람들이 자신을 비난하지 못하도록 먼저 다른 사람들의 행동을 공격하는 것이다.

그는 또 다른 사람을 깎아 내림으로써 은연중에 자신의 통찰력이 뛰어나고 우월하다는 것을 인정받으려고 하는 미숙함을 보인다. 그는 자신에 대해서는 지나치게 관대함을 보이면서도 다른 사람들에게는 참을성이 없기 때문에 주변 사람들의 눈에는 정직하지 못하고 융통성도 없으며, 자기중심적이고 매우 거친 사람으로 보인다. 이런 행동은 주변 사람들을 몹시 불안하게 한다.

IV. 재발을 예방하기 위해서 어떻게 할 것인가?

알코올의존증은 매우 재발하기 쉬운 질병이다. 따라서 재발이 예상되는 모든 증상에 대하여 적극적으로 대처하지 않으면 안 된다. 중요한 것은 술을 끊기 위해서 노력했던 때와 마찬가지로, 재발을 방지하기 위해서도 계획을 세우고 끊임없이 노력을 해나가야 한다는 점이다.

어느 기간 동안 술을 마시지 않고 지내는 것이 술을 끊은 것인가, 또는 언제부터가 재발을 막기 위해서 노력해야 할 시점인가 하는 것은 물리적으로 구분하기 어렵다. 그러므로 재발을 예방하기 위한 노력은 술을 끊기 위해 쏟았던 노력과 동시에 행해져야 함은 두말할 나위가 없다.

1. 금주 상태를 확실히 유지해야 한다.

알코올의존증을 앓았던 사람이 술을 완전히 끊은 후 사교적으로 한두 잔의 술을 마시는 것이 가능하냐고 묻는다면 그 답은 명백히 "아니오"이다. 언제나 문제는 처음의 한 잔으로부터 시작하기 때문이다.

알코올의존증으로 치료를 받고 나서도 만취되지 않을 정도의 음주는 괜찮다고 생각하는 사람들이 많다. 그러나 불행하게도 처음 한 잔의 술은 그를 옛날의 주정뱅이로 되돌려 놓고 말 것이라는 것이 확실하다.

알코올의존증 환자와 일반적인 음주자들과의 확실한 차이점은 조절 능력에 있다고 말할 수 있다. 알코올의존증 환자에게는 이 조절 능력이 없기 때문에 한 잔이라도 마시게 되면 맨 처음의 상태로 돌아가게 된다.

그러므로 술 문제로 인해서 치료를 받아야 할 정도에 이르렀던 사람이라면 다시는 술 근처에 얼씬거리는 것조차도 하지 말아야 한다. 술을 좋아하는 친구들과는 만나지도 말아야 한다. 귀갓길에 늘 들리던 술집이 있다면 다른 길로 돌아가야 한다. 마음의 갈등을 없애기 위해 할 수 있는 모든 노력을 기울이고, 최대한 평온한 감정 상태를 유지하기 위해 자기 주변의 생활을 정리 정돈해야 한다.

2. 자신의 문제점을 되돌아보아야 한다.

어떤 사람이 술로 인해 가정 내에 긴장이 고조되고, 아내의 가출이나 이혼 문제가 나왔다면 이미 그 사람의 술 문제가 심각한 지경이라는 것을 의미한다.

그러나 심지어 병원에 입원을 고려하거나 치료 후 퇴원을 한 상태에서조차도 자신이 알코올의존증 환자라는 사실을 부정하고 있는 환자가 생각보다 많다. 이런 경우 그의 술 문제는 머지않아 다시 집안의 큰 문제로 비화될 수 있음을 예고하고 있는 것이다. 이 시점에서 그는 다음과 같은 점들을 심각하게 고민해야 한다.

첫째, "나는 정말 알코올의존증에 걸려있었나?"
둘째, "지금 나의 생각과 행동은 정상적인가?"
셋째, "내가 바꾸어야 하는 생각과 행동은 어떤 것들이 있나?"

넷째, "나는 일생을 통해 더 이상 술을 마시지 않아도 괜찮은가?"

다섯째, "나는 진정으로 내가 다른 사람이 되기를 원하고 있는가?"

확신이 서지 않으면 자신의 문제를 전문가와 상의해야 한다. 자신이 술에 관한 문제를 가지고 있으면서도 그 문제를 해결하는데 다른 사람의 도움이 필요가 없다는 만용이 계속된다면 재발은 시간문제이다.

3. 알코올의존증과 재발에 대해서 알아야 한다.

대부분의 알코올의존증 환자는 자신의 문제를 피해가려고만 하는 습성에 젖어 있다. 그래서 어떤 문제의식이 느껴질 때에도 자신에게서 해결점을 찾으려는 노력을 하지 않는다. 이런 행동의 양상은 그로 하여금 언제까지나 알코올의존증 환자로 머물러 있도록 하게 하는 경향이 있다. 자신이 술 문제로 고통을 받으면서도 자신의 문제점을 피해 가려는 습성을 버리지 못한다면 알코올의존증이 재발되거나 더욱 심각해지는 것은 시간문제이다.

알코올의존증에 대해 배워 가면 지금까지 의식하지 못 했던 자신의 행동과 그 문제점에 대해 깨달을 수 있는 기회가 주어진다. 때때로 남에게 감추고 싶어서 혼자 고민하던 이야기가 나오는데 대해 무척 당혹해지기도 한다. 그러나 그런 당혹감을 피해 가려 하지 말아야 한다. 때로는 수치스럽고 우울한 기분에 빠져들겠지만 그것은 자기 혼자만 경험하는 문제가 아니라는 사실을 알아야 한다. 알코올의존증은 어떤 사람이 빠져들든지 똑같은 병적 과정을 겪으며 진행하는 질병의 하나이기 때문이다. 우리가 다른 육체적인 질병에 걸렸을 때 그것을 극복하기 위해 노력해왔던 것처럼 알코올의존증 또한 노력해서 극복해야만 할 질병이다.

부정, 불안감, 우울증 등은 술을 다시 마시게 하는 중요한 증상들이다. 과거에 밝은 생각과 태도를 가졌던 사람들도 오랜 기간 술에 의지해서 살면 거의 비슷한 형태의 정신적인 문제를 겪게 된다. 그러므로 이런 불쾌한 감정들이 모두 술로 인해 생겨나거나 악화된다는 사실과, 자신이 그런 감정에 취약하다는 문제점을 인정해야만 한다. 또 습관적인 거짓말에 대해 철저히 반성해야 한다. 현재의 상황을 모면하기 위해 내뱉는 사소한 말 한 마디가 진실인지 거짓인지 항상 검토하고 또 생각해야 한다.

4. 세상을 보는 눈을 바꾸어야 한다.

우울증 환자는 자신이 지금까지 경험해온 왜곡된 인지 구조로 인하여 부정적인 견해로만 사물을 바라보기 때문에 늘 우울해진다고 한다. 이것은 아론 백(Aaron Beck)이 우울증 환자의 치료에 유용하다고 주장한 인지 치료의 기본 이론이다.

알코올의존증 환자들 또한 자신의 경험과 지식, 미래에 대한 부정적인 견해로 고통 받고 있는 상황에 빠져 있다. 사회생활에 대한 공포, 가정과 직업의 수행 능력에 대한 두려움, 특정 상황에 대한 막연한 불안 등은 그들이 세상을 밝게 보지 않고 부정적으로 보며 염세주의에 빠져있다는 것을 말해준다. 이런 왜곡된 지각과 사고로부터 벗어나서 정상적인 사고와 감정을 회복하는 것이 마음의 부담을 경감시킴으로써 알코올의 필요성을 줄여줄 수 있다.

5. 목표를 세우고 일상생활에서 실천해야 한다.

재발을 경고하는 증상들에 대한 목록을 만들고 그것을 매일매일 실천에 옮긴다. 매일 저녁 자신의 하루 일과를 반성하면서 성과를 기록한다.

날짜	요일	1.불안감	2.분노, 충동적행동	3.규칙성 파괴	4.우울 증상	5.거짓말	6.마른 주정	합계
1	화	V	VV			V		4
2	수		V		V		V	3
3	목							
4	금							
5	토							
6	일							
7	월							
8	화							
9	수							
10	목							
11	금							
12	토							
13	일							
14	월							
15	화							
16	수							
17	목							
18	금							
19	토							
20	일							
21	월							
22	화							
23	수							
24	목							
25	금							
26	토							
27	일							
28	월							
29	화							
30	수							
31	목							
합계								

일반적으로 알코올의존증 환자들은 자신의 감정이나 행동상의 문제점을 자기 자신 때문이라고 생각하기보다는 외부로부터의 원인이 문제라고 굳게 믿는다. 그들은 자신의 문제를 투사하고 합리화하는데 숙달되어 있기 때문에 술에 대한 갈망(craving)이 자신의 내부로부터 솟아오른다는 사실을 깨닫지 못한다. 그러므로 술에 대한 갈망을 일으키는 사소한 심리적 변화나 행동상의 문제를 체크리스트로 만들어서 관리하는 것이 보다 효과적이다.

6. 외부의 도움을 받아야 한다.

정신과에서는 술에 관한 문제로 고민하는 사람들에게 도움을 줄 수 있다. 술을 마시고 싶은 생각을 떨치기 어려울 때 병원에서 술에 대한 갈망을 줄여주는 약을 처방 받는 것은 현실적으로 도움을 준다. 자신의 고민과 갈등을 이야기하고 의사소통을 하여 마음을 환기시키는 것 또한 술에 대한 갈망을 줄여주는데 많은 도움을 준다.

알콜빙 또는 알콜스톱이라는 이름으로 불리는 다이설피람(disulfiram)을 복용하는 혐오요법은 음주에 대한 불쾌한 기억을 만들어 술을 덜 마시게 하는 효과가 있다. 그러나 이것은 신체적으로 많은 문제를 일으키고 때로 생명을 위협하는 경우가 있으므로 권장할 만한 것은 못 된다. 그런 이유로 이 약물은 생산이 중단되었다.

최근에는 새로운 항 갈망제인 아캄프로세이트(환인 Acamprosate®)를 사용하기도 하고 아편(opiate)수용체에 작용하는 날트렉손(명인 Traxone®)을 투여하여 알코올에 대한 갈망을 억제하기도 한다. 이들은 비교적 안전하기는 하지만 먼저 금주에 대한 확고한 결심이 선행되어야 한다.

어떤 경우에는 종교 활동에 심취하는 것도 금주에 도움을 줄 수도 있다. 자신을 가장 잘 이해해주는 가족과 함께 많은 시간을 보내고 함께 기도하는 것은 도움을 줄 것이다. 그러나 진정으로 믿지 않는 사람은 이런 활동이 도움 되지 않는다. 특정 종교를 자신의 음주 욕구를 감추고 위장하는 수단으로 사용하는 사람에게 종교는 더 해로울 수도 있다.

이른바 위대한 힘에 의지하는 것도 하나의 방식이다. 단주 친목으로 알려진 AA(Alcoholics Anonymous:익명의 알코올 중독자들)는 1935년 미국 오하이오주의 외과 의사와 뉴욕의 주식 중개인이 만남으로써 시작된 알코올의존증 환자들의 자조(自助) 모임이다. 이들은 주기적으로 모여 자신의 어려움에 대해 이야기하고 같은 어려움으로 고통 받는 사람들로부터 심정적 지지를 받아 단주의지를 강화하는 방식으로 운영되고 있다. 우리나라에서는 각 지역의 보건소에서 알코올 센터를 운영하고 있다.

그러나 이런 여러 가지 방식의 도움에도 불구하고 금주에 실패했을 때는 곧바로 병원을 찾아가야 한다. 입원 치료는 지속적인 음주 상황으로 빠지려는 행동을 조기에 차단하는 효과를 얻을 수 있다.

7. 자신을 믿을 수 있어야 한다.

정신과의사를 비롯한 병원의 인력들, 알코올 프로그램 등의 도움은 알코올 의존상태에서 극복하기 위해 필수적인 요소들이지만, 무엇보다 중요한 것은 술을 끊고자 하는 자기 자신의 의지이다.

자신이 지금까지 방패로 삼아왔던 부정과 합리화를 던져버리고 새로운 자신의 모습을 만들어 가려는 노력이 선행되지 않으면 알코올의존증으로부터 벗어나기 어렵다.

언제나 술에 지배를 받아 부정과 합리화를 일삼던 자신의 모습이 아니라 새로운 눈으로 세상을 바라보는 변화된 자신을 만들어가도록 노력해야 한다. 그것은 또한 스스로에게 믿음을 주어야 한다.

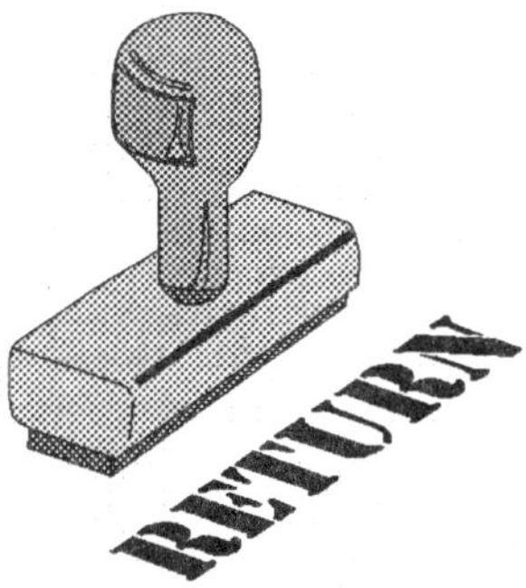

모든 문제의 궁극적인 해결은 결국 자기 자신에게서 일어나게 되어있다. 그러므로 예전과 달리 확실한 믿음을 주는 자신을 구축해 가는 작업이야말로 알코올의존증으로부터 벗어나는 마지막 발걸음이 될 것이다.

V. 음주 제안을 거절하기

위에 열거한 여러 가지 방법을 통하여 스스로 술과 멀어지려는 노력을 하는 것은 매우 중요한 일이다. 그러나 동시에 회식 자리 등 술잔이 오가는 상황에 노출되었을 때를 미리 대비하고 준비하는 것도 중요하다. 이것은 자신의 금주(禁酒)에 대한 의지를 다른 사람들에게 확고히 보여줌으로써 그들로 하여금 술을 권하지 않도록 만드는 것이다.

우선 상대방으로부터 음주 권유가 들어왔을 때 망설

임 없이 명확하고 간결한 태도로 거절해야 한다. 만약 "오늘만은 안 되겠다"라든가 "미안하지만"이라고 말한다면 다음에는 마시겠다는 표현으로 비춰지므로 쓰지 말아야 한다.

자신의 확고한 금주 의지를 밝히는 것이 무엇보다도 중요하다.

"나는 술에 관한 문제가 있어 치료를 받고 있는 사람이므로 절대 마시면 안 된다"라고 말할 수 있어야 한다. 그리고 이런 거절로 인해 상대가 무안해 할까 걱정하지 말아야 한다. 상대가 어떤 생각을 하느냐보다는 내 건강과 가족의 평화가 더 중요하다.

"나는 이제 술을 전혀 마시지 않는다"라고 사람들에게 각인시키는 것이 매번 부딪칠 수 있는 음주에 대한 갈등을 줄일 수 있는 지름길이다.

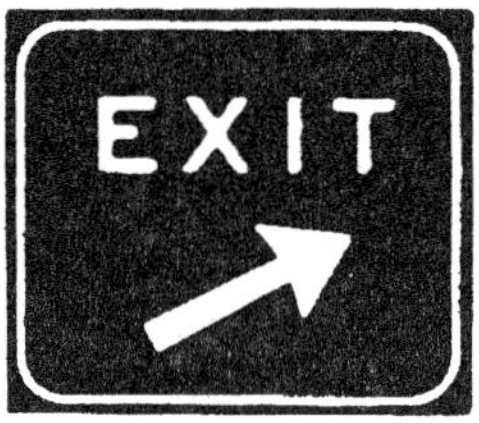

참고 문헌

1. 푸른 하늘(알코올환자를 위한 치료지침서)
   천안신경정신과의원 김창원
2. 회복에 이르는 길 *하나의학사*
3. 신경과학 *아담스 신경과학 편찬위원회 편 정담*
4. 神經精神醫學 *대한신경정신의학회 편 하나의학사*
5. 精神醫學報 1980-1981 *서울대학교 의과대학 정신과학교실*
6. 臨床行動科學 *조두영 일조각*
7. Alcohol and Health *7th. special report to the U.S. Congress*
8. CAMPBELL Psychiatric Dictionary
   5th. Ed. *Oxford.*
9. Diagnostic Criteria from DSM-IV.
10. Harrison's Principle of Internal Medicine *정담*
11. Textbook of Psychiatry 3rd. Ed. *Talbott*

12. Comprehensive Textbook of Psychiatry
9th. Ed. *Kaplan Sadock*
13. Essential Psychopharmacology 2nd. Ed. *Cambridge.*
14. Practical Approaches to Alcoholism Psychotherapy 2nd. Ed. *Plenum*
15. 국제화 시대의 양주상식 *김준철* *노문사*
16. 술, 술을 알면 세상이 즐겁다 *이종기* *도서출판 한송*
17. 한국의 술 *정현순, 오문석* *도서출판 두남*
18. 한국의 전통 민속주 *이효지* *한양대학교 출판원*
19. 상큼한 맥주의 세계 *원융희* *보경문화사*
20. 우리 술 빚는 법 *박록담* *오상*
21. 한국인의 주도 *이경찬* *자유문고*
22. 양주와 칵테일 *김호남* *도서출판 세화*
23. 베스트 칵테일 142 *하나자키 가즈오(산토리스쿨 전임강사)* *하서*
24. 술과 건강 *다카스 도시아키 저 / 박윤중, 안용근 옮김* *전파과학사*
25. 12단계와 12전통 *단주친목 연합단체 한국지부*
26. 익명의 알코올중독자들 *AA 연합단체 한국지부*
27. 파스칼 세계 백과사전 *동아출판사*
28. Explosion 250,000(삽화) *Nova*

찾아보기

- 나 -

저 자 약 력

▲ 김 창 원(金蒼垣)

- 1976년 2월 광주 제일 고등학교 졸업
  1984년 2월 조선대학교 의과대학 의학과 졸업/의사 면허 취득
  1993년 2월 조선대학교 의과대학원 졸업/의학석사
  1996년 2월 조선대학교 의과대학원 박사과정 졸업 / 의학박사
  1996년 5월 천안신경정신과의원 원장
  2000년 3월 천안시 의사회 의무 이사 역임
  2007년 3월 (現)단국대학교 의과대학 외래 부교수
  2007년 3월 (現)순천향대학교 의과대학 외래 교수
  2007년 3월 (現)천앙중앙병원장

저 서

지금 정신과에서는....
푸른 하늘(알코올의존증 환자 교육 지침서)

알코올과 알코올의존증

초판인쇄일	2007년 3월 5일
초판발행일	2007년 3월 15일
저　　자	김 창 원
펴 낸 이	오 무 근
펴 낸 곳	도서출판 하나의학사
출판등록	1988년 4월 1일 제 2-541호
주　　소	서울시 종로구 홍파동 13-4
전　　화	02) 730-2555, 2556
팩　　스	02) 730-2557

정가 15,000원

저자와 합의로 인지 생략
ISBN 978-89-92141-14-9-93510

※ 잘못된 책은 구입처에서 교환해 드립니다.